不登校、うつ状態、発達障害

思春期に心が折れた時親がすべきこと

コロナ禍でも「できる」解決のヒント

関谷秀子

精神科医

703

中公新書ラクレ

まえがき

小学校高学年くらいから中学・高校生くらいの思春期のお子さんに対して、「うちの子どもは○○障害じゃないかしら？」とか「精神的な病気に違いない」と心配になったことはありませんか？　そこまでには至っていなくても、「こんな反抗的な娘に育てたつもりはないのに」とか「うちの息子は部屋にこもってばかりいる」などと、悩んだことはありませんか？

「発達障害」「ＡＤＨＤ」「うつ病」「摂食障害」など、インターネット上には数多くの精神障害の〝病名〟が溢《あふ》れています。それらを見てさらに不安になって、精神科関連の本を開けば、もっとたくさんの病名や症状が載っているでしょう。その中に、自分の子どもと同じような症状を見つけると、「うちの子どもは○○病に違いない」と思い込み、不治の病にかかったかのように絶望したり、子どもの将来を悲観してしまうことも少なくありません。そして、子どもの気持ちに目を向ける余裕がなくなってしまい、子どもの心を置き去りにしたまま、ドクターショッピングをしてしまうこともあります。

しかし、どんな病名がついたとしても、子どもが心の奥底に抱えている本当の悩みごとや本当の気持ちに目を向けずして問題が解決することはありません。子どもが再び発達方向に前進するためには、病名をつけて安心してしまってはいけないのです。

本書で取り上げる14人の思春期のお子さんは、どこにでもいるような普通のお子さんです。いずれも心の不調を抱え、保護者は「拒食症かしら」「ＡＤＨＤなのでは？」などと思い悩み、クリニックを訪れた方々ばかりです。そして最も大事なポイントは、この14人は親子関係のねじれや両親の夫婦関係の問題を解消することにより、改善に向かったケースであるという点です。

精神疾患の情報は世間に溢れていますが、難しい時期とされる思春期にあっても、心の不調の背景には、子どもたちの身近な存在である親との関係や両親の夫婦関係の問題が隠れていることが多いのです。その問題を取り除けるのは、薬ではありません。このことを、ぜひ読者の皆様にお伝えしたくて本書を書くことにしました。

家庭内に子どもの発達を阻害するような要因があるのに、それに手を付けないまま、子どもの発達が再び前進するような魔法は存在しないと私は考えています。


この本には3つの特徴があります。

1つめは、私自身が実際の診察の場で出会った方々の話をもとにしていることです。思春期を迎え、なんらかの心の不調を抱えたお子さんを連れてクリニックにやって来た親御さんの例が中心になっています。「お子さんのどこに悩んでいるのか」「家庭や学校での様子」「親としての考え」など、個人のプライバシーに配慮し情報には変更を加えてありますが、可能な限り丁寧に書いたつもりです。

さらに、それぞれの家庭で何が起きていたのか。専門医としてどんなアドバイスをしたのか。それに沿って対応を改善してもらったら、子どもがどう変化したのか——。クリニックでの実例を基に構成しています。

2つめは、親御さんへのアドバイスに力を入れている点です。前述したとおり、心の悩みを抱え、思春期外来を訪れる子どもの背景に、両親の夫婦関係の問題があることが多いのです。本書にはその視点から、子どもを取り巻く家庭環境改善の参考にしていただけるように、親御さんへのメッセージをたくさん盛り込みました。

3つめは、「親ガイダンス」について詳しく説明していることです。思春期のお子さんの場合は、「私はクリニックなんかには行かない！」と、医師の診察を拒否するケースが少なくありません。そのため、本人が受診しない場合に、親御さんに対して子どもへの接し方のアドバイスを行うのが親ガイダンスです。親ガイダンスは精神分析をベースにした発達論の専門知識に基づいて行われます。子育て経験などによるアドバイスとは異なります。

大人になり、親になると、自分の思春期の頃のことは、すっかり忘れてしまっているかもしれません。でも、実際は嵐のような大変な思春期を過ごされた方も少なくないと思います。

子どもから大人になるときには、たくさんの困難が待ち受けています。身体の変化を受け入れなければなりませんが、自分が描いていたスタイルにならなくてがっかりした経験を持つ方もいるでしょう。友達と比較して、自分に自信を失ったことや、親から言われたことに対して、それまでには感じたことがないような激しい反発心を覚えた経験もあるかもしれません。異性との交際や将来の結婚のことなども考えたはずです。

それに加え、思春期には、将来の進路も含め、自分はどんな大人になるのか、どう生きていくのかもイメージしなければなりません。

大人になる上で、乗り越えなければならない発達課題があり、程度の差こそあれ、誰もが乗り越えるために苦労するのが思春期です。壁にぶつかったり、それを乗り越えられなかったりすると、この先、自分はどう生きていけばいいのかわからなくなってしまうことがあります。不安になったり、憂鬱になったり、絶望して投げやりになったり、何か大切なことをあきらめてしまうことだってあります。

そこに巻き込まれて、身動きが取れなくなってしまう親御さんも少なくありません。子どもの将来への悲観、今までの子育てへの反省と自責、子どもに裏切られたような失望感……。

それがきっかけとなって、子どもとバトルになったり、パートナーの責任だと考えて夫婦げんかが繰り返されるようになったりもします。

また、子どもとのやりとりを通して、忘れていた自分自身の思春期の親子関係を思い出して、つらい気持ちになることもあるかもしれません。

本書では、そんな経験をした方たちが、どのような経過を経て再び歩き出し、前進していったのかを取り上げています。


各章には病名がつけられていますが、必ずしもそこに出てくる子どもがその病気であるというわけではありません。この本では何という病名なのか、そして症状はどうなのかがテーマではなく、それぞれの子どもが、どのような気持ちを抱え、思春期特有の問題でどのように行き詰っているのかについてフォーカスしています。

繰り返しですが、ここに登場するのは、全員どこにでもいるような子どもばかりです。決して特殊な環境に居たり、解決不能な問題を持って生活しているわけではなく、思春期に入り、発達課題につまずいて、自分の人生を前向きに進めなくなってしまった子どもたちなのです。

ですから、すべての子どもたちに対して、ここでお伝えしたことが最も適切な方法とは限りません。

ただ、それぞれの子どもが、どのような状況で、どんな悩みを心の奥底に抱いているのか――。その全体像の把握が大切であることは、疑いようのない事実であり、その一助になれば、との思いで、この本を執筆しました。

また、私たちは大人になっても、思春期の頃に解決しきれていない不安や悩みを心の奥に隠し持っています。普段はそうした心の傷に蓋をしているので意識することはあまりないかもしれません。

しかし、大人になってからの心の問題も、実はこの遠い昔の、思春期の頃の悩みの延長線上にあることが多いのです。いつも上司とうまくいかなかったり、いつもパートナーに尽くし過ぎて疲れてしまったり、いつも友達の顔色を気にしすぎて我慢ばかりしてストレスがたまったり。

ですから、この本を読むことで、思春期の頃から現在まで続いている自分の心の状態を見直す機会になるかもしれません。本のタイトルは『思春期に心が折れた時 親がすべきこと』ですが、思春期の子どもを持っていなくても、自分の中に存在し続ける思春期の傷と向かい合うことで、現在の悩みの解決の糸口が見つかるかもしれません。不安や悩みを持つ大人の方々にもご参考にしていただけたら幸いです。

この本が、思春期のお子さんとその親御さんをはじめ、心に痛みを持つ方々のお役にたてば嬉しく思います。

※本書で紹介する症例は、個人の特定が不可能なようにプライバシーに関する部分は変更してあります。

目次

まえがき　3

【第一部】さまざまな不調の背景には、思春期特有の葛藤があります

第1章「担任の先生が怖い」　27
学校に行けなくなった小5男子……不登校 その1
成績優秀だったのに、「もう勉強はやりたくない」
両親は、お互いに「相手が不登校の原因」と
親ガイダンス
父親の存在感の希薄さと母親の過干渉

親子の距離感の大切さ
不登校

第2章 「ほかに安心できる場所がない」 41
一日のほとんどをトイレで過ごす中2男子……不登校その2
中2の夏休みから卜イレにこもるように
合宿中に過呼吸発作を
自分の価値観に拘泥する親
親が乗り越える課題、自分で乗り越える課題
ひきこもり

第3章 「手を洗わずにはいられない」 55
唾をとばしたクラスの男子がきっかけで不潔恐怖になった中1女子
……強迫性障害

ノートや教科書をウェットティッシュで拭き、手洗いに1時間も
妻との間で満たされない思いを、娘とのふれあいで満たす父親
幼児返りした状態で、欲求を満足させてしまう
両親の関係が希薄過ぎて、けんかも起きない
言い争いをしながら、家族の再構築を

強迫性障害

第4章「突然歩けなくなった」

母親には甘えながらも、暴言を吐き、包丁を向ける中2女子
……**転換性障害**（ヒステリー）

突如発症した原因不明の足の異変で車椅子生活に
母親の手作りケーキを「まずい！」と投げつけて
大人になることが不安で歩けなくなる
物理的な距離を年齢相応のものに

子どもは、親を見て自分の将来に思いをめぐらす
「ママにとって、私は邪魔だよね」
子どもが「愛されている」ことを理解できるように

転換性障害（ヒステリー）

第5章

「特に思い当たるストレスはありません」

原因不明の頭痛や吐き気が止まらない中1女子……身体症状症

原因不明のめまいや頭痛、吐き気が止まらない
元々、明るく、素直な女の子だったから
友達にも気を使いすぎる性格が
母親がいれば、友達はいなくても大丈夫……
相反する母親への気持ちが吐き気に
両親が離婚して、片方の親と密接すぎる関係

身体症状症

第6章　「何もしたくない」　95
両親の確執にさらされ、無気力となり目標を見失った中2男子
……うつ状態
青白い顔で「気力が出ない。何もしたくない」と
大人のモデルであった両親が……
友達に関心を向ける余裕もなく
子どもが自我理想を取り戻すために
問題はどこにあるのか、見極めを
思春期のうつ状態

第7章　「痩せたい、カロリーが気になってしまう」　107
親から受け継いだ価値観の書き換えが進まない中2女子
……摂食障害 その1
「足、太いね」の友達の一言から

「男の子やアイドルなんて、ばかばかしくて……」
母親の教えは間違っていないが……
異性への興味や関心は「ないこと」に
独り暮らし、そしてボーイフレンドまで

摂食障害

第8章 「食べることが怖い」

女性として成熟することに自らストップをかけた中3女子

……**摂食障害** その2

受験に失敗して自信喪失
お父さんのような価値のある人間に
自信を見せたかと思うと、今度は自己否定
濃密すぎる父娘の関係
女性としての成熟に自らストップを
父親との関係が母親に対する恐怖に

【第二部】発達障害と判断する前に、思春期の発達課題に目を向けましょう

第9章 「うぜぇ」「うるせえ」「死ね」
ピアノを壊し、カーペットに刃物を突き立てる小6女子
……発達障害?
娘の頻繁な逆上に弱りきった母親
発達障害とは
ピアノを壊し、カーペットに刃物を突きつけて
「いつも一人ぼっちで本当は寂しい」
暴力ではなく、言葉でのやり取りを
「発達障害?」と自己判断する前に

第10章　「落ち着きがない。忘れ物が多い」　149
父親を「君づけ」で呼ぶ小6男子……注意欠如・多動性障害（ADHD）？
母親のウソで「もう二度と病院には行かない」
自分で注文した料理を「やっぱりおいしくなさそう」と父親に食べさせる
家族の誰も止めない増長ぶり
祖父を使って両親との約束を破ること
食事どきの上席も、父親に譲るように
不安に駆られると、親はドクターショッピングに

第11章　「なんでこんな家に生まれたのか」　163
家庭内暴力が止まらない不登校の中3男子
……自閉症スペクトラム障害（ASD）だから？
学校では無気力、家庭では暴言と暴力を

知的能力は高いものの……
日記に「なんで自分はこんな家に生まれたのか」
必要なのは迎合ではなく、年齢相応の対応
母親の愛情独占のために、邪魔な父親を排除したい
勉強に口出しする両親には、毅然と「自分のペースでやるから」と

第12章 「先生はわかってくれない……」

いくら注意されても反省せず、人のせいにして暴力をふるう小6男子

……反抗挑戦性障害？

「次は先生にカッターを投げつけてやる！」
息子を高圧的に罵倒する父親の存在
「ママはもっとましな男と結婚すれば良かったのに」
同性の親を排除したいという願望
母親は息子と距離を置く決意を

両親の協調で、自分を見直せるように

反抗挑戦性障害

【第三部】第二次性徴を伴う
発達の特徴を理解しましょう
193

第13章「以前の息子に戻したいんです」

真面目で従順だった小学生が、一転。反抗する中2男子
……**親離れ、子離れ問題**

医師は「ガラスの箱で育てるしか……」

幼稚園に行き渋るようになった理由は

中学生になって、性格が変わってしまった？

体が性的に成熟に向かうと、親の存在が煩わしくなる

子どもが「意地でも親との関係を断ってやろう」と思うことも

思春期に性的な興味を持つことは当然

第14章「お父さんは、汚い」

父親を嫌がり避ける中1女子……思春期の父と娘、母と娘問題

やさしい父親を「思いやりのない人間」と

母親は、家の中で父娘が遭遇しないように配慮したが

母親の怒りに驚いた娘

「友達の間で居場所がない」と話す娘

両親の気遣いが裏目に出たら

子どものために親がすべきことは

母親のように価値のある自分を作ろうと

【第四部】思春期の子どもを持つ
親が気をつけるポイント

第15章 子どもの発達と家庭環境 219
思春期の子どもとのかかわりのヒント
親離れ
価値観の変化
将来像を描いていくこと
両親の夫婦関係、親子関係は、思春期の発達に影響する

あとがき 234

不登校、うつ状態、発達障害

思春期に心が折れた時 親がすべきこと

コロナ禍でも「できる」解決のヒント

【第一部】

さまざまな不調の背景には、思春期特有の葛藤があります

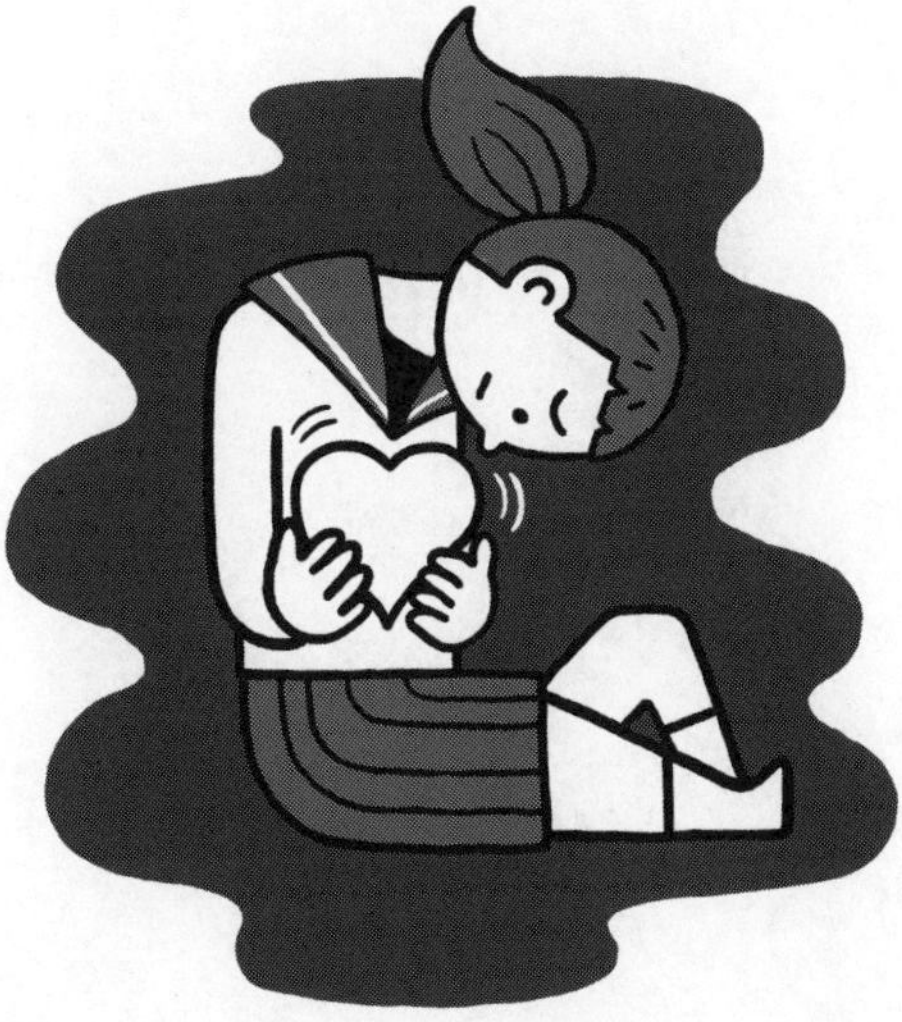

第1章

「担任の先生が怖い」

学校に行けなくなった小5男子

……不登校 その1

不登校は1940年代後半にアメリカで、続いて50年代には日本でも報告され、80年代には社会問題となり始めました。文部科学省は不登校の児童生徒を『何らかの心理的、情緒的、身体的あるいは社会的要因・背景により、登校しないあるいはしたくともできない状況にあるために年間30日以上欠席した者のうち、病気や経済的な理由による者を除いたもの』と定義しています。文部科学省の不登校の定義には、非行による怠学型の不登校が含まれていますが、ここではクリニックを受診することが多い、怠学型を除いた、いわゆる不登校について取り上げています。

女の子は初潮がみられ、男の子では精通がみられるようになることで第二次性徴が始まります。そこから、身長の伸びが停止するまでが子どもの思春期に当たります。この時期には性ホルモンの影響を受けるようになり、性的な活動性が備わってきます。心も体も大きく成長すると同時に、それ以前の児童期のようには親と共有できない興味や悩みも増えていくのです。

成績優秀だったのに、「もう勉強はやりたくない」

小学5年生A君に大きな変化が起こったのは、6年生への進級を目前に控えた春休みのことでした。成績優秀で、日常生活にも問題は見当たらなかったのに、生活のリズムが乱れ、不登校になってしまうまでは、あっという間でした。

きっかけは春休みに通っていた塾で、授業態度について男性講師から叱責《しっせき》されたこと。周囲から見ると些細《ささい》なことでも、A君にとっては大きなショックだったようで、翌日から塾を休むようになり、模擬試験の成績は大きく下がりました。

それからは「もう勉強はやりたくない。どうせやってもできないのだから」と自宅でゲームに熱中するようになり、昼と夜が逆転する生活になってしまいました。その上、ゲームが思いどおりにいかないときには母親に八つ当たりし、蹴ったり、叩《たた》いたりと暴力的な行動を起こすようにもなりました。

4月になり、6年生へと進級してから、最初の1週間は通学しましたが、それも母親が毎朝A君を起こして、駅まで車で送っていたからです。そのうち、母親がいくら起こしても布団から出てこなくなり、「担任の先生が怖いから行きたくない」と、とうとう不登校が始まりました。そのまま5月になっても学校に行かない生活が続いたため、母親がクリニックに相談に来たのです。

両親は、お互いに「相手が不登校の原因」と

A君のケースでは、塾や学校の先生に対する恐怖感が不登校の引き金になったように見えます。ところが、母親は本当の原因はまったく別のところにあると考えていました。「Aの不登校の原因は父親だ」と切り出したのです。

父親は、A君が幼稚園の年少のときから他県に単身赴任をしています。家族一緒の転居を希望した父親に対し、母親はA君が近所にある私立の幼稚園に合格したことを理由に反対しました。それから家族別々の生活になったのです。

母親はこう続けます。「夫は、子育てを全部私に任せっきりで、Aの教育について相談しても答えてくれない。月に1～2回しか自宅に戻らないし、家にいるときもAと話すことはほとんどありません」

母親は不登校の原因を、A君と父親との希薄な関係性にあると話しました。どのような夫婦でも父親と母親では、子育てに対する考え方、子どもへの接し方は多少なりとも異なります。そこで父親の話も聞くために、両親そろっての来院を母親に提案したところ、翌週末、赴任先から戻った父親を連れてクリニックにやってきました。なお、A君本人は、「家から出たくない」と訴えており、診察に来ませんでした。

「A君の不登校について、お父さんはどう考えているのですか?」

私の質問に対して、父親は重い口を開きました。母親とは正反対で、A君の不登校の原因は母親の側にあると考えていました。

「学校の宿題や持ち物の管理、朝の着替えの準備など、息子が自分でやるべきことまで、母親が世話を焼いている」「夜は息子が寂しがるからと、夫婦の寝室で一緒に寝ている」「肩や背中のマッサージまでしてあげている」などと話し始めたのです。

A君の不登校の原因は、両親がそれぞれ相手の責任だと考えていたのです。

子どもの不登校の背景には、学校生活の問題だけではなく、親子関係、それに両親の不和など家庭内にも問題があることが多いのです。

成績優秀で、生活態度にも大きな問題のなかったA君が、再び発達方向に進み始め、学校生活に戻れるようにするために、両親に「親ガイダンス」を提案しました。

親ガイダンス

親ガイダンスでは、親が子どもの不安を和らげ、子どもの発達を促す役割を果たせるようにします。そのために、思春期の心理的発達に関する知識を両親に伝えます。そして子どもの心が無意識にどのように動いているのかをわかりやすい言葉で親に伝えます。

心の問題を持っていても、多感な思春期に、クリニックで診察・治療を受けることを嫌がり、それを拒否する子どもは少なくありません。そのような場合には、まず、親御さんに来院していただき、医師や心理士が詳しく話を聞きます。そして「親ガイダンス」を行い、子どもを取り巻く外的な環境を改善していくことで、解決への道筋を見つけ出していきます。

親ガイダンスは精神分析学の創始者、ジークムント・フロイトの娘、アンナ・フロイトの児童分析の理論と技法に基づいた方法です。親から自立しておらず、依存している子どもの場合、その両親にも治療の協力を求める必要があります。

父親の存在感の希薄さと母親の過干渉

親ガイダンスでは、どのようなきっかけで子どもが親にどんな言葉を投げつけたのか、それに対して親がどう反応したかなどのやりとりについて、詳しく聞き取ります。

たとえば、子どもは親に無理難題をふっかけることがあります。投げつけられた言葉を、不安や怒りにまかせて投げ返すと、ただの親子げんかになってしまいます。「売り言葉に買い言葉」の応酬だけでは、子どもはもちろん、親も成長はしません。

さて、A君の両親です。両親はそれぞれ、相手に責任があることを主張していましたが、話を聞いている限り、それぞれの言い分自体はどちらも的はずれとは思えませんでした。

両親の話をまとめると３つのことがわかりました。

１つには、A君が男性として育っていく上で、一番身近なモデルとなる父親とのコミュニケーションが希薄だったことです。

２つめに、母親が過保護、過干渉だったため、A君の「母親離れ」が進まなかったこと、母親側の「子離れ」も進まなかったことです。母親は夫の不在が長く続いたため、A君の世話を焼くことに没頭していました。

３つめに、両親は、父親の単身赴任による長年の別居生活で気持ちがすれ違い、お互いを非難し合うまで関係が悪化していたということです。

親ガイダンスでは、父子の関係を改善すること、母親の過保護・過干渉をストップさせることを目標にしました。

そこで父親には、時間が許す限り赴任先から自宅に戻り、A君と接する機会を増やすことを提案しました。さらに帰宅できない場合には、週末にスカイプを利用して、家族のコミュニケーションを図ってもらうことも伝えました。

さらに、時間が合うときには父親とA君で好きなスポーツを一緒に楽しむことを勧めました。思春期の子どもの体内では「性ホルモン」が増え始め、大人と似た欲動が生じてきます。いわゆる性欲とは異なりますが、運動で発散させることで、子どもの不安を抑える可能性があります。

親子の距離感の大切さ

母親からの過干渉を受けていたA君は、何をするにも母親に依存してきました。これではA君の母親離れは進みません。そこで、まず母親に明らかな過干渉をやめることを助言しました。具体的には、もうすぐ中学生になるのだから、日常生活や学校生活の管理をA君が自分で行うということです。

親が過干渉な場合、子どもの自律性を損なう可能性があります。自分のことを自分でできなくなり、物事についての責任を負うことが難しくなります。クリニックには、学校生活の予定を自分できちんと把握していない子どもが大勢やってきます。自分自身で時間割や宿題の提出日さえも認識しておらず、すべてを母親が管理している子どもがたくさんいるのです。思春期に入った子どもは自律性を確立していく必要があります。親は過干渉にならないように見守る程度にし、必要に応じて助けてあげるぐらいが理想的です。

次に、母親にはもう1つ大切なことを助言しました。それは、A君と寝室を別にすること、A君の体のマッサージをやめることです。

小学校高学年時代は「前思春期」と呼ばれます。この時期は成長ホルモンと性ホルモンが増え始めます。急に体が大きくなる一方、心と体のバランスが乱れやすくなる時期です。

つまり、いくら親子であっても、前思春期のA君にとっては母親との過剰な身体接触は不安を呼び起こす刺激になってしまう可能性があるわけです。

このように、母親と子どもの関係が濃密で、父親の存在感が希薄であると、世代間境界が乱れ、父と母と子どもの距離のバランスが崩れてきてしまいます。A君の場合で言えば、両親の夫婦としての距離よりも、母親とA君の距離が近くなりすぎていたわけです。

一般的に、「父親（女の子の場合は母親）以上に自分が愛されている」と感じることは、子どもに大きな不安を呼び起こします。そこで世代間境界を保ち、両親が手をつなぎ、協力して子どもに接することが大切です。

幸いなことに、A君の両親は、ガイダンスを通じて現状を理解し、互いに協力していくことができました。A君と父親の関係は徐々に深まり、反対に母親への依存は薄まっていきました。A君も母親にあまりに依存している自分の現状については、抵抗感を持っていたことで、すみやかな改善に結びついたようです。

学校に復帰するまで半年ほどかかりましたが、中学受験には間に合い、父親と一緒に学校見学に行ったり、相談したりして志望校を決め、無事、合格することができました。

不登校

文部科学省の調査によると2018年度の小中学校における不登校の生徒数は16万4528人で、前年度から2万人あまりも増加し、この数値は過去最多となっています。不登校の生徒数は小学生では144人に1人（0・69％）ですが、中学生では27人に1人（3・70％）であり、小学生と中学生では1桁割合が違います。

子どもが不登校になってしまう背景には、さまざまな問題があります。クラスや部活での友達関係、担任の先生との関係だけではなく、実は両親の不和や親子関係の問題などが隠れていることも多く見受けられます。

不登校は精神医学ではひとつの症状と考えられています。つまり、不登校は思春期に多くみられる症状のひとつということができます。前述したさまざまな問題を背景として、学校に行けないという症状が出てくるわけです。学校に行こうとすると不安が高まり、動悸《どうき》、過呼吸、腹痛、下痢、睡眠障害などの自律神経系の症状がみられます。この時点で体の病気を心配して、小児科や内科を受診する方も多いです。

不登校に陥ると、同年代の友達との交流がなくなり、家庭で親との関係だけが密接になっていきます。その過程で、「幼児返り」が起こり、年齢不相応に親に甘えたり（一緒に寝てほしい、手をつないでテレビを見る、膝に座る、抱っこをせがむ）、反対に命令したり（〜を買ってこい、〜を持ってこい）、自分の思いどおりにならないと暴れたり物を投げたりするようになることが多々あります。また、自宅にひきこもってしまうことで、自分が大人へ成長する路線から外れていく不安も大きくなっていきます。それを忘れるためにゲームに没頭したり、一日中、スマートフォンやパソコンで動画を見たり、などの行動に依存しがちになります。結果的に、生活が昼夜逆転したり、一日中寝てばかりになってしまうことなどにつながります。

不登校もひきこもりも子ども自身は、自分の不安について、きちんと理解していません。またこの年頃の子どもは親に本音を言わないことも多々あります。長引くようであれば、専門医に相談されることをお勧めします。そして不登校やひきこもりの背景にどのような問題があるのかを見極めることが大切です。

第2章

「ほかに安心できる場所がない」

一日のほとんどをトイレで過ごす中2男子

……不登校 その2

次に自宅のトイレにこもるようになり、不登校になった中学生のケースについて紹介します。この男の子の問題の背景にもやはり家庭の中の問題が大きな影響を及ぼしていました。

中2の夏休みからトイレにこもるように

B君は、中学2年の夏休みから、ときどきトイレにこもるようになりました。最初は

1時間ほどを過ごす程度でしたが、徐々に時間が延びていきました。あの狭いところで何をしているのか、どうして出てこないのか、いくら母親が理由を尋ねても答えません。やがて本やパソコンを持ち込むようになり、一日の半分以上をトイレで過ごすようになりました。

母親がトイレのドアをノックしても返答さえありません。怒った父親がトイレの前で大声を出したり、トイレの電気を消したりもしました。それでも、反応はなく、根負けした両親があきらめて就寝した後に、トイレから出てきてテレビを見たり、冷蔵庫にあるものを食べたりするようになりました。

この状況は、夏休みが終わり、2学期が始まっても変わりませんでした。

日中はトイレにこもり、学校にも行こうとしません。業《ごう》を煮やした両親が、たまたまトイレから出てきたB君を捕まえて、力づくで、クリニックに連れてきました。

合宿中に過呼吸発作を

無理やり連れてこられたにもかかわらず、B君は興奮するわけでもなく、ふてくされるわけでもなく、静かに待合室で座っていました。診察室に入ってくると、憔悴《しょうすい》した様子で口数は少ないながら、心の中を話し出しました。

「一人でいたい。学校も家も疲れる」

中学生らしい言葉遣いで、私が理解できる話を始めました。

B君は父親の勧めで剣道部に入っていました。

夏休みに入ってすぐの合宿で、苦手な先輩と同室になってしまいました。その先輩は下級生から恐れられており、おとなしいタイプのB君は部屋にいる間、いつもびくびくしていました。やがて、合宿3日目の夜、布団に入った直後に動悸がして、呼吸が苦しくなり、顧問の先生の指示で救急病院に行くことになりました。

心電図などの検査で異常は見つからず、医師からは、精神的なことからくる過呼吸発作と診断されました。

合宿所に迎えに来た母親と一緒に帰宅しましたが、それ以来、B君は新しい家庭内のルールに従って、生活をするようになりました。

元々、心配性で口うるさい母親です。今回の件がきっかけで、その傾向がますます強くなりました。

発作の症状が出ても、すぐに気付けるようにと、B君は自分の部屋で寝ることを禁じられました。両親に挟まれて、川の字で寝るようになりました。自分の部屋にいるときにドアを閉めていると「いつも開けておくように」と命じられました。勉強をしていても本を読んでいても、「何しているの？　大丈夫なの？」としょっちゅう部屋に入って、干渉してくるようになったそうです。

一方の父親は他人への支配欲が強く、高圧的な性格でした。自分自身が文武両道を志していたことで、息子に対しても同じことを求め、幼稚園の頃から剣道、野球、合唱、そろばんを習わせ、小学校に入るとバイオリン、さらに学習塾もスケジュールに加わりました。

進学する中学校は父親が決め、クラブ活動を決めるにも「もちろん剣道部に入るように」と、本来は生徒自身が書くはずの入部届を代わりに記入したそうです。

まだ中学生なのに、B君は「父親には何を言っても無駄」とあきらめ、自分の意見を言うことはありませんでした。

「何を言っても無駄だし、面倒くさいし……」

B君は学校でも、友達と一緒のときにも、ほとんど自己主張をすることはなくなっていました。先生や友達に何か頼まれると断ることができず、面倒な役回りを押しつけられることもしばしば。いつもニコニコしているため、B君が内心、「本当はやりたくない」と思っていても、誰も気付きません。

さらに、両親の夫婦仲も決して良くありませんでした。母親は自分の心配事を夫がとりあってくれないことに不満を感じる一方、父親は妻のあまりに細かい訴えにうんざりし、コミュニケーションを避けて、仕事と趣味にエネルギーを注ぐようになっていました。

そんな両親でも、一人息子の教育方針だけは一致していました。

診察では、B君の本当の気持ちを理解するために、何回かにわたって、話を聞くことにしました。

ある日、私はトイレにこもるようになったことについて尋ねてみました。

B君の答えは、「とにかく一人になりたい。自分の部屋には鍵がないから、鍵がかけられるトイレしか安心できる場所はない」と話しました。そして、「そんなことを親に言うのも面倒くさい」と付け加えました。

話を聞いていると、B君のつらさ、いらだちがよくわかりました。

そして、「トイレに逃げ込まないで、自分の気持ちをお父さんやお母さんに伝えることも大切なのでは」と伝えてみました。

B君は「両親と言い合いをしたくない。言ったって無駄だし、面倒くさいし。学校だって同じ」とつぶやきました。

それっきり、B君は来院しなくなりました。

自分の価値観に拘泥する親

2学期はどんどん進んでいきます。B君は相変わらず学校に行かず、自宅のトイレにひきこもりがちでした。さらに、クリニックにも通院しなくなったことで、両親の不安がますます高まっていきました。

特に母親は、B君の将来を悲観するようになりました。

だからといって、今のB君にクリニックに通うことを無理強いすると逆効果になる可能性があります。

B君は幾度となく「言っても無駄」「面倒くさい」「疲れる」と口にしています。さらに「学校に行かなくなった」「トイレにこもる」という行動の背景には、どんな気持ちが隠れているのかを理解する必要があります。

親は子どもの健康な発達を促していく必要があります。ただ、あまりに強固な親自身の価値観に拘泥《こうでい》するあまり、子どもの気持ちをないがしろにすると、それが子どもの前向きな発達を阻害するケースも散見されるのです。

そこで父親と母親がB君の本当の気持ちを理解し、健康な発達の邪魔をせずに、それを促す対応ができるように、親ガイダンスを行うことを提案しました。

両親もそれを希望しました。

しかし、この両親の親ガイダンスは大変でした。父も母も、「子どもが自分たちの言いつけを守ることは当たり前のことで、それが正しい」との考えに固執し、修正することができないのです。それが息子に対する過干渉につながっていることに気付いていませんでした。

過度にきれい好きの母親は、B君の髪が少しでものびると切ったり、顔の毛を剃《そ》ったりしてきたそうです。

一方の父親は、以前からB君が出かけるとGPSで居場所を調べたり、マンガやゲームなどの内容をチェックして、少しでも暴力的、性的な描写のあるものは禁止したりしてきました。結果的に、B君が与えられるものは幼い年代向けのものばかりだったようです。

両親の話を聞いていると、「一人でいたい」と憔悴したB君の顔が私の頭の中に浮かんできました。

B君は中学2年生です。思春期の発達には、親離れ、子離れが必要で、子どもの自律性を尊重する必要があることを、両親には繰り返し伝えました。具体的に言えば、子どものプライバシー尊重が必要な年齢になっているのです。たとえば子ども部屋の「ドアは閉めること」「入る前にはノックをすること」を最低限のルールとして伝えました。

しかし、両親は「先生の言うとおりにしても、トイレから出てくる保証はない」と強く主張します。さらに、相変わらずB君へのコントロールを見直す気配はありませんでした。

なぜ、自分の居場所として自室ではなく、あえて狭いトイレを選ぶのか——。

理由は明らかでした。B君は「鍵がかけられる場所なら親に邪魔をされない。安心できる」と言っていたのです。

親が乗り越える課題、自分で乗り越える課題

私は両親に対して、B君にプライバシーを与えず、一方的にコントロールしようとする限り、トイレに逃げ込むことはやめないだろうと説明しました。

他方、B君自身には自分で乗り越えなければならない課題があります。

今後、親や友達が自分とは違う意見を主張してきたときに、トイレに逃げ込むのではなく、自分の気持ちを相手に伝えられるようになる必要があるのです。

それについては、B君にその意思があれば、私とのカウンセリングで一緒に解決して

いくことができます。まずは家庭内の課題を解決し、やがてB君本人が希望したタイミングで行うことが必要であることを説明しました。

時間はかかりましたが、親ガイダンスでの助言を理解したB君の両親は、次第にB君がトイレに入っていても無理にドアを開けようとしたり、電気を消したりすることはやめ、放っておくようになりました。トイレから出てきたB君に、「これからは勝手に部屋に入ったりしないでBのプライバシーを守るようにする。あなたの意思を尊重しようと思う」と伝えました。

その後、B君はトイレではなく、自分の部屋にこもるようになりました。解決ではありませんが、前進です。そして、約半年後には再び登校するようになりました。

B君が再びクリニックにやってきたのは4年後でした。

家庭内の問題は、徐々に解消されていったようですが、B君自身の課題は手つかずな部分が残りました。大学生になったものの、やはり人間関係に難しさを感じていたようで、カウンセリングを受けにやってきたのです。

B君は「自分の意見を周りの人に主張できない」と口にしました。「何を食べに行くか」「何の映画を見るか」などのやりとりでも、「なんでもいいよ」と無条件に友達の意見に従ってしまう。だから、友達に気を使い過ぎて、一緒にいても心から楽しいと感じられない、というのです。

すでに時間と共に、両親のB君への接し方は改善していました。ただ、本人の心の中には、かつての心配性で支配的だった両親との関係が根付いてしまっており、同じことが友達との間でも繰り返されていたようでした。

カウンセリングを通して、B君は「父親の代わりに、自分が話を聞いてあげなければ」と考えて母親に従っていたことや、「父親が怖かったので言うことを聞いていた」ことなど、自分自身の課題について、徐々に理解が進んでいきました。

私に対しても、両親や友達に対してと同じように知らず知らずのうちに気を使ってしまい、なかなか本当の思いを語れないということが繰り返されました。

しかし、カウンセリングが進むにつれて、簡単なことではありませんでしたが、徐々に自分の思っていることを、私に話すことができるようになりました。それに伴い、大学の友達関係でも、自分の意見や気持ちを自由に表現できるようになっていきました。

それまで避けていたサークル活動にも参加し、友達とも親しい関係を築くように変化していきました。

結局、2年間もの時間がかかりました。今、B君は大学生として充実した日々を送っています。

ひきこもり

「不登校」と同様に「ひきこもり」という言葉も一般的によく使われます。「ひきこもり」は一般的な社会的現象のひとつをあらわす用語です。単一の疾患や障害を意味しているわけではありません。

厚労省のガイドラインでは、「様々な要因の結果として社会的参加（義務教育を含む就学、非常勤職を含む就労、家庭外での交遊など）を回避し、原則的には6か月以上にわたって概《おおむ》ね家庭にとどまり続けている状態（他者と交わらない形での外出をしていてもよい）」と定義されています。内閣府が発行した２０１９年度「子供・若者白書」によると、40歳から64歳までの中高年にも、国内の推計で61万人以上のひきこもりがいることが明らかになりました。

２０１６年の調査では、15歳以上を対象に「ひきこもりになったきっかけ」として、「不登校」が上位となっています。つまり、不登校も学校生活や仲間との交流を回避しているためひきこもりととらえることができます。

思春期には仲間関係から脱落し、仲間に入れないために学校生活から撤退してしまう場合や、家族内に大きな問題があり、「自分がいなければ家庭が壊れてしまう」と家にひきこもってしまうことがしばしばあります。

ひきこもりは適応障害、不安障害、強迫性障害、パーソナリティー障害、発達障害などさまざまな疾患でみられます。ですからひきこもりからただひっぱり出そうとするのではなく、ひきこもりの背景にどのような問題があるのかを見極めることが大切です。

第3章

「手を洗わずにはいられない」

唾をとばしたクラスの男子がきっかけで不潔恐怖になった中1女子

……強迫性障害

きれい好きだったり、日々の行動に慎重だったりすることは、決して悪いことではありません。ただし、度を越して、日常生活に支障が出てしまうケースも少なくありません。強迫性障害は思春期の子どもにもしばしばみられます。

たとえば、「いくら手を洗っても、まだ汚れている感じがする」「鍵をかけたのかが気になって、何度も確認する」……。自分では不合理だとわかっていても、たびたび不安が浮かんで、結果的にまったく前に進めなくなってしまいます。

ノートや教科書をウェットティッシュで拭き、手洗いに1時間も

中学1年生のC子さんは、ある時期を境に、極度の不潔恐怖症になりました。そもそものきっかけは、クラスで隣の席の男の子が鼻をほじったり、唾をとばしたりするのを見たことでした。帰宅のたびに、その男の子の唾がついているかもしれないと、ノートや教科書、鉛筆などをすべてウェットティッシュで拭き、1時間以上もかけて手を洗うようになりました。症状は悪化の一途をたどり、やがて、「クラスの友達にも、その男の子の唾がついているかもしれない」と言い出し、とうとうC子さんは不登校に至りました。

やがて不潔恐怖症は、自宅での生活にも及ぶようになりました。ドアノブやペットボトルの蓋は汚いからと母親に開閉をさせ、そのうち自分の足が汚いので触れられないと、靴下の着脱までを母親にやらせるようになりました。何かするたびに、いちいち「これ、汚くない？」と母親に確認し、「汚くないよ。大丈夫」との返事を求めるようになりました。

身の回りのさまざまなことを母親に命令するのですが、やがて「返事の仕方が気に入らない」「やり方が指示どおりではない」などと怒り出して、蹴ったり、叩いたり、暴れて壁に穴をあけたりといった暴力的な行動を起こすようになりました。

母親は一生懸命にC子さんの言うとおりにしていましたが、悪化する状態に不安を募らせて、相談のために父親を伴って、クリニックを受診されたのです。

C子さん本人は、強迫症状で家から出られないため、来院できないとのことでした。

いろいろ話を聞いているうちに、家の中にはピリピリした空気が漂い、両親が娘の機嫌を損ねないようにと腫れ物に触るような態度で接していることが伝わってきました。

C子さんが来院しなかった本当の理由も、実は「精神科に相談に行ったことが本人にバレてしまうと暴れる。だから両親だけで内緒で来た」ことだったようです。

両親の話を聞いていて、強迫症状の裏側にあるC子さんの本当の不安や不満は「男の子の唾」や「母親の対応」ではなく、別のところにあると私は感じていました。

妻との間で満たされない思いを、娘とのふれあいで満たす父親

C子さんの両親は、まったく正反対の環境で育ったようです。

一人っ子の父親は、小さい頃に母親を病気で亡くし、父方の祖父と曽祖母に育てられました。母の愛情に飢え、小学校入学の直前に曽祖母が亡くなってからは、ますます寂しい幼少時期を過ごしました。だからこそ、学校を卒業し、やがて結婚したときには、妻が仕事をやめて、家庭に入ってくれることを期待していたようです。

一方の母親は、両親共働きの家庭で、兄や妹と一緒に育ちました。寂しい思いなどをすることもなく、頑張って勉強し、やがて自分の好きな仕事に就きました。結婚した後も精力的に仕事を続け、会社でも重要な役割を担うようになっていきました。

C子さんの父親は自営業で、自宅で仕事をしています。そのため、自分の妻に、家庭の外の世界が広がっていることに、不安や寂しさを感じるのと同時に焼き餅を焼いていました。C子さんが生まれたときには、今度こそ「妻に仕事をやめてほしい」と思ったのですが、元々周囲に気を使うタイプのため、それを妻に伝えることはありませんでした。

そして夫の希望は察していたものの、妻は自分の生きがいである仕事を続けました。徐々に夫婦の関係は希薄になっていきましたが、大きなけんかになったりはしませんでした。というのも、お互いの気持ちについて話し合うことはせず、寝室も別々。2人の間にトラブルが起きるきっかけがなかったためです。

C子さんが保育園に通っていたとき、送り迎えをするのは父親の役割でした。小学校に上がる頃には、母親の仕事はますます忙しくなっていき、ときどき、遠方への出張も入るようになりました。家庭内の炊事、洗濯、それにC子さんのお弁当の用意などは、父親が行うことが多くなりました。

父親と娘の関係はどんどん密接になっていきました。

C子さんは欲しいというものは何でも与えてくれるため、洋服や本を買うときには父親と一緒に出かけました。父親はC子さんに自転車の乗り方を教え、週末は2人でサイクリングに行くようにもなりました。母親が出張で不在のときは、寂しいだろうからと一緒に寝ていました。

父親は妻との間で満たされない思いを、娘とのふれあいで満たしていたわけです。

こうして「父親と娘」「母親」という2つに分かれた家庭になりましたが、母親としても出産後には、仕事を続けながら、自分なりに子育てをしてきたつもりでした。

ところが、中学生になったC子さんに、予想もしなかった強迫症状が出現したのです。

幼児返りした状態で、欲求を満足させてしまう

C子さんの姿を見て、父親は「お前が仕事ばかりで子育てをちゃんとしてこなかったから、こんなことになったんだ」と妻への不満を口にしました。ほとんど言い合いをすることがなかった夫から、初めての強い言葉を受けたことで、C子さんが病気になった原因は自分のせいだと母親は自分を責めました。それ以後、娘の繰り返される強迫症状に、根気強くつきあうようになったのはそのためです。

それから、家庭内の構図がガラリと変わりました。

母親がなんでも自分の言うことを聞いてくれるため、今度は「母と娘」の関係が非常に密接になったのです。しだいに、中学生になった娘が、自分の欲求が通らないと泣きわめく、幼児のような状態に戻ってしまったのです。

娘の強迫症状に、母親がただつきあっている限り、「きれい」「汚い」の話から先に進むことはできません。Ｃ子さんが強迫症状を理由に何かを命令し、母親がそれに従うことを繰り返している限り、幼児の時代に戻った状態での欲求を満足させてしまうだけになります。

これは親子関係だけではなく、Ｃ子さんの健康的な発達の大きな障害となります。

両親の関係が希薄過ぎて、けんかも起きない

私は「Ｃ子さんの強迫症状につきあわないこと。腫れ物に触るような対応をせず、普通に接すること。中学生の娘にふさわしいやりとりに戻すこと」を伝えました。両親はそろって「そんなことをしたらもっと暴れるのではないか」と口にしました。もっともな不安かもしれません。

しかし、強迫症状につきあわないことで、Ｃ子さんの強迫症状の裏側にある本当の心配や不安、焦り、心細さなどを見つめる機会が得られると考えたのです。

さらに、両親が「夫婦として」、お互いに協力して生活していくことが必要であるこ

と、そしてC子さんが母親に暴力を振るいそうになった場合には、父親がそれを止め、母子間の共生関係に楔《くさび》を打ち込むようにも伝えました。

どうやら父親は、幼い頃から母親の愛情に飢え、結婚しても自分の妻に対して不満を抱き続けてきたことで、C子さんは「娘」であるだけでなく、「母親」でもあり、そして「妻」でもあるという存在になっていたようです。

そんな父親の願望に対して、C子さんも無意識に応えてきてしまっていました。

この段階で、父親と娘の関係としては不自然なものになっていました。

思春期に入った女の子にとって、父親との不自然な密接さは、異性への不安を増大させてしまうことがあります。そんな不安が、「クラスの男の子の唾が汚い」という観念に置き換わり、それが強迫症状となって現れ、幼児返りを引き起こすことになってしまったと考えられました。

一方の母親は、C子さんのわがままに一生懸命につきあうことで、希薄だった母子関係に対する罪悪感を払拭しようとしました。それは同時に自分の夫を娘に取られてしまったという、嫉妬心も薄れさせることになりました。とはいえ、結果的に、幼児のような娘の要求に、すべて母親が応えている母子関係も、やはり不自然なものです。

結局、この家庭には、本来の親子が持っているはずの父性、母性が変質してしまっていたわけです。C子さんが発症した強迫症状は、それに対する不満であり、警告でもあったのです。

言い争いをしながら、家族の再構築を

両親は、隔週で親ガイダンスを続け、父親には父親らしく、母親には母親らしく、家族として協力して、C子さんに接していくこと、さらに理不尽な要求には応じず、夫婦のコミュニケーションを増やしていくようにアドバイスしました。

それまでは、自宅にいてもイヤホンでラジオを聴きながら仕事の資料や本を読んでいたような母親も、はっきりと変わっていきました。

それまで、けんかなどの争いがなかった代わりに、日常的な会話もなかった夫婦の間では、お互いに不満を言葉で表すようになり、口げんかをすることも出てきました。当たり前の夫婦関係になったわけです。

両親は私に「夫婦として、言い争いなどもしながら、家庭を築き上げている最中だと思います」と話しました。

親ガイダンスを続けるうちに、率直に自分の気持ちを言い合うようになった両親を見て、C子さんも自分の言葉で意見を主張するように変わっていきました。徐々に、幼児のような不合理な要求は減っていき、不潔恐怖の強迫症状も消えていきました。

結果的に1年近くの期間を要しましたが、やがてC子さんの心の問題は解決し、学校に復学できました。

強迫性障害

自分の意思に反して不安な考えが浮かんできて（強迫観念）、その考えを打ち消そうとして同じ行動を繰り返す（強迫行為）。これが強迫性障害（強迫神経症）の主な症状です。

まだはっきりしていないことが多いのですが、神経系の機能異常や心理・環境面などの要因が考えられています。同様の症状は、強迫性障害だけでなく、統合失調症や発達障害などの疾患でも起こりうるため、その鑑別が必要になります。

思春期の子どもに強迫症状が起こると、正しい発達の道筋を進めなくなってしまう危険があります。繰り返し浮かんでくる不安に、「対処しなければ」との観念にとらわれて強迫行為に時間をとられてしまい、友達との交流や勉強が妨げられ、日常生活に支障をきたしてしまうのです。

そんな子どもの様子を見て何とかしてあげようと、ほとんどの親は、強迫症状に巻き込まれてしまいます。「足が汚くて触れないから靴下を履かせてくれ」「蛇口が汚くて触れないから開け閉めをしろ」など、子どもが「幼児返り」の状態に陥り、その都度、親が対応していると、両者ともその悪循環から抜け出せなくなってしまいます。

思春期の強迫性障害の治療には、まず発達上のどのような不安が症状となって現れているのかを理解する必要があります。その過程で、本人が強迫症状を手放し、自分の心の問題に向き合っていけるようしていきます。そのためにも、巻き込まれがちな子どもの強迫症状に対して、どう対処していくか、どう向き合うかについて、本人だけでなく家族に対してのガイダンスが必要になってきます。

第4章

「突然歩けなくなった」
母親には甘えながらも、暴言を吐き、包丁を向ける中2女子

……転換性障害（ヒステリー）

転換性障害（ヒステリー）は身体疾患がないのに、さまざまな葛藤や欲求不満が、身体面の障害（失立失歩、失声など）として現れます。児童期・思春期以降の女性に多くみられます。詐病とは違い、わざと身体症状を起こしているわけではありません。

突如発症した原因不明の足の異変で車椅子生活に

D子さんは中学2年生の女の子です。約1年前から、「急に足に力が入らなくなる」

と訴えるようになりました。ときどき、痛みも生じるようになったようで、そのうち立ち上がることも、歩くこともできなくなりました。小児科の検査では異常は見つからず、鍼灸《しんきゅう》やマッサージも効果はありませんでした。

症状は徐々に悪化していき、やがて車椅子の生活になりました。

通学していた中学校はバリアフリーで、教師たちがD子さんに理解を示し、協力的に接してくれました。また、同級生らも車椅子を押したり、荷物を持ったりして手助けをしてくれていたそうです。そんな周囲の気遣いにもかかわらず、D子さんは間もなく不登校になってしまいました。

母親によれば、D子さんの足に異変が出始めた中学1年生前後から、母親に、べたべたと甘えてきたり、ハグを求めたりする一方、暴言や暴力などの問題行動も出現したそうです。不登校をきっかけに、その傾向がエスカレートしてきたため、母親に連れられてクリニックにやってきました。

母親の手作りケーキを「まずい！」と投げつけて

D子さんの母親は診察室に入ると、暗い表情でまず自分自身のことを話し始めました。職場恋愛の末に20代で結婚し、D子さんをすぐに授かりました。ところが、その頃から夫はあまり家に帰ってこなくなり、夫婦仲は悪くなっていったそうです。母親は妊娠中から実家で生活し、出産も終えました。それ以降も、自宅には戻らなかったため、父親は生まれたばかりのD子さんに会うため、たびたび妻の実家を訪れていたのですが、夫婦仲の修復には至らず、D子さんが1歳半のときに離婚しました。

祖母の助けを借りながら、母親は働きに出るようになりました。やがてD子さんが小学1年生になる頃に再婚をしました。父親の記憶なしに育ったD子さんは、当初は「パパが欲しかった」と母親の再婚を喜んでいたそうです。義父はD子さんを実の娘のようにかわいがり、3人で穏やかな毎日を過ごしていました。

ところが、D子さんが初潮を迎えた小学6年生の頃から徐々に義父を避けるようになりました。自分だけ食事の時間をずらしたり、義父を無視するようになったりしたそうです。

母親と一緒にクリニックの診察室に入ってきたD子さんは、中学生なのに、母親の手を握ったり膝を触ったりと甘えることが多く、幼児返りしている様子でした。

「自分で立って、歩けないことについて話してみたら」と母親に促されても、「何にもない。大丈夫」と言葉少なで、一刻も早く、診察室から出ていきたい様子を隠しませんでした。私は、それ以上無理にD子さんの話を聞くことはせず、次回は母親に1人で来院してもらうことにしました。

母親によれば、D子さんが暴言を吐いたり、暴力的な行動を取ったりするようになったのは、足に異変が出始めたのとほぼ同じ時期だそうです。

「ママの手作りのケーキが食べたいから作ってほしい」と頼みながら、いざそれを口にすると、「まずくて食べられない」と、出来たてのケーキを投げつけたことがあったそうです。また、就寝時に母親が「おやすみなさい」と言うと、「心がこもっていないから、眠れない」と、暴力的な行動に出ることもありました。ひどいときには、包丁を向けたこともあったそうです。

問題行動に出たときに、制止しようとした義父に対して、D子さんは「お前は関係ないから引っ込んでいろ」と怒鳴りつけました。それ以来、義父は何も言わなくなり、トラブルが起こっても自分の部屋から出てこなくなったそうです。

大人になることが不安で歩けなくなる

娘の様子を見かねた母親が、注意をしたり、叱ったりしようとすると、今度は自分で自分の体を叩いたり、包丁で自らを傷つけようとするそぶりを見せるようになりました。

そんなときに母親は、Ｄ子さんを抱きしめたり、膝に乗せたり、一緒に布団に入って眠ったりと、気持ちがおさまるまで一緒にいることを続けていました。毎日のように、それが繰り返されると、徐々に母親は疲れ果てていきました。あまりにも濃密な母娘関係から、２人は抜け出すのが困難な状態に陥っていることが理解できました。

私はＤ子さんの立って歩けないことは転換性障害による症状ではないかと考えました。

さまざまな精神的葛藤やフラストレーションが、身体症状として現れることを転換性障害（ヒステリー）と言います。

私は母親にこう伝えました。

「思春期のD子さんは、大人に成長していく道筋で、どうしたらいいのかがわからない漠然とした不安を抱え、途方に暮れているようにも見えます。そこから逃れるためにお母さんとの世界に埋没しているのではないでしょうか。そんな自分の不安を、言葉ではなく、一人で立って歩くことができないという身体症状を通して表現しているのだと思います」

そこで、母親に対して、親ガイダンスを提案し、母親も同意しました。

目的は、「D子さんの失立失歩、それに暴言や暴力に隠れている気持ちや不安を理解すること」「娘が自分の気持ちを、きちんと言葉で伝えられるように母親が手助けできるようになること」です。

物理的な距離を年齢相応のものに

まず、私が親ガイダンスで提案したのは、「母娘の物理的な距離を年齢相応のものに修正すること」でした。D子さんは、いつも母親と体が触れ合う距離に座っていることを望んでいました。甘えていたかと思えば、些細なことでいきなり母親を引っ掻《か》いたり、叩いたりすることが絶えませんでした。

ひとたび、そのループに入ってしまうと、簡単には収まりません。

そこで私は「いつも繰り返されるパターンに陥らないように、２人は体が触れ合う距離ではなく、少し離れて座ってみること」を、母親の口からD子さんに伝えてみることを提案しました。

「D子がさらに暴れるようになるのでは」と心配した母親でしたが、思い切ってそれを伝えました。D子さんはその提案を受け入れ、「どうしてなのかわからないけれど、いつの間にか、あんな状況になってしまう。そうなると止められないんだ」と話したそうです。やはり、D子さん自身も何とかしたいと考えていたのです。

小さな一歩を踏み出しました。

子どもは、親を見て自分の将来に思いをめぐらす

次の親ガイダンスではD子さんの実父のことがテーマとなりました。

母娘との会話で、元夫についてこれまで一度も話題にしたことがなかったそうです。

また、D子さんから実の父親のことを尋ねたこともありませんでした。

思春期を迎えて、心身共に成長していく過程で、子どもは自分がどんな大人になるのかを想像していきます。大人の体へ変化していくときには、両親の顔や背格好を見て、「自分は大人になると大体こうなるのかな」と将来の自分の姿を想像します。

また、精神面でも、両親の性格を「自分も取り入れたい」、もしくは反対に「まねしたくない」と感じることが増えます。その時点の自分と比較することで、理想像と重ねたり、批判的な目を向けたりもしながら前進していくのです。

大人への道を歩き始めたD子さんですので、口には出しませんが、本当は自分の実の父親がどんな姿だったのか、どんな人柄だったのかについて知りたいはずです。自分の父親についてまったく何も知らないでいることも、不安の原因の1つとなっていることが推測できました。

そこで、母親には、D子さんに対して、「お父さんのことで聞きたいことがあれば聞いていいんだよ」と伝えてみてはどうかと助言しました。

「ママにとって、私は邪魔だよね」

実際に母親がそう伝えると、Ｄ子さんは少し躊躇《ちゅうちょ》しながらも、「お父さんの写真を見せてほしい」と答えたそうです。

そこで、手元に１枚だけ残っていた元夫の写真を見せ、「あなたが望むのなら、お父さんと連絡を取ることもできるのよ」と伝えました。しかし、Ｄ子さんはそれ以上、実父のことを聞こうとはしませんでした。

母親は、元夫についてはそれ以上の話はしませんでしたが、Ｄ子さんの症状が改善し始めたのはこの頃からです。松葉杖《づえ》を使って歩くことができるようになったのです。

しかし、すべてが治まったわけではありません。依然として、Ｄ子さんには大きな不安が残っていました。

Ｄ子さんは、母娘のトラブルになると、時折、「ママにとって、私なんて邪魔だよね。生まれてこなきゃよかったんでしょ」と自責的な言葉を母親に浴びせることを繰り返しました。

あまりにも悲痛な言葉です。

そのたびに胸を痛めてきた母親は、自分の母親に頼っていた自分の子育て、そして、自分の幸せのために再婚したことを後悔し、「D子がこうなってしまったのは全部自分が悪いんだ」と考えるようになりました。

ひどく落ち込んだ母親を見て、D子さんがさらに言葉を強めて攻撃するということも繰り返されました。

どうやら、母親とは真逆に、D子さんは両親が離婚してしまったのは自分が原因と思い込んでいるようでした。それは、さらに別の誤解を呼び込んでしまいました。母親自身がD子さんに注いできた愛情、それに2人の間の温かい思い出など、まったくなかったかのように思い込むようになっていたのです。

自分の子どもに発達上の問題が起こると、自責の念に駆られた親が、反省したり、後悔したりしてしまうことは珍しくありませんが、それは逆の効果となることもあるのです。

親の後悔の言葉によって、「私は失敗作なんだ。もう何をやってもだめだ」と絶望に迷い込み、そこから出てこられなくなる子どもがたくさんいるのです。

子どもが「愛されている」ことを理解できるように

私は母親に、「全部自分が悪い」と考えることよりも、Ｄ子さん自身が「自分は愛されているんだ」と思えるように関わっていくことが最も大切だと伝えました。「そうすることで、Ｄ子さんは不安に駆り立てられることなく、やがて自信をもって将来に向かって進んでいくことができるはず」とも話しました。

さらに「父親のどんなところに惹《ひ》かれて結婚したのか」「Ｄ子さんが生まれて、初めて抱っこしたとき、どんな気持ちだったか」など、自身の経験をＤ子さんに伝えてあげることを提案しました。

間もなく、母親は自分のことを率直にＤ子さんに伝えるようになりました。「つらく大変な時期もあったけれど、Ｄ子さんを授かって本当にうれしかった」「離婚に至ってしまったのは大人同士の問題が理由であり、Ｄ子が原因ではない」……。

母親が自分の経験を正直に伝えるようになるにつれ、Ｄ子さんの気持ちは少しずつ和らいでいきました。もちろん、一気に変わっていったわけではなく、Ｄ子さんが心から愛されていることを自然に理解するまで、行ったり来たりを繰り返しました。

初診から1年半近くが経過した頃、症状が消え、普通に歩けるようになったD子さんは、学校生活に復帰していきました。

転換性障害（ヒステリー）

転換性障害は、かつては「ヒステリー」と呼ばれていました。日常的に「ヒステリー」とは、感情的になりやすく、興奮して騒ぎ立てる人などに使われることが多いのですが、医学的にはそうではありません。

ヒステリーという言葉はギリシャ語の「子宮」が語源のため、女性の病気と思われがちですが、男性にも発症することがあります。

立てない、歩けない、声が出ない、のような運動障害や視力障害、聴力障害などの知覚障害が現れます。

初めは身体疾患が疑われ、医学的な検査や処置が行われることもあり、神経系などの身体疾患との鑑別が難しい場合もあります。

病気の背景には、疾病利得があります。つまり、自分の体調などに問題があり、生活を送ることに不便が出ることで、逆に得られるメリットがあるということです。

運動機能や知覚機能に障害が出ることで、本来、抱えている不安や葛藤から自分を守ったり、一時的に解放されたりするのです。これを一次的疾病利得と言います。一方、病気でいることで周囲の人からの愛情や関心を得ることを二次的疾病利得と言います。

もちろん、大人にも発症しますが、思春期は転換性障害の好発年齢です。子どもでも、大人と同じような症状が現れますが、思春期特有の発達課題を巡る葛藤が存在していることを理解する必要があります。D子さんのように、大人になる過程で、それまで積み残してきた親子関係や家庭の問題が露《あら》わになることがあるからです。

親の言動が子どもに強い影響を与えているような場合には、親子のやりとりをよく聞き取り、親が子どもの気持ちを理解し、より良い対応ができるように親ガイダンスを行います。同時に、カウンセリングで本人にどのような不安や葛藤が心の中にあるのかを理解していきます。

思春期のように若い年齢で発症した場合には、予後が良い場合が多いと言えるでしょう。

第5章

「特に思い当たるストレスはありません」
原因不明の頭痛や吐き気が止まらない中1女子

……身体症状症

身体症状症――。なんだか、屋上屋を架したような病名ですが、かつては「身体表現性障害」と呼ばれていました。

頭痛、腹痛、しびれ、吐き気などの身体症状が持続して現れます。思春期の場合は身体症状をきっかけに不登校に至ってしまうことがしばしばあります。

原因不明のめまいや頭痛、吐き気が止まらない

E子さんは、中学1年生の2学期頃からめまいや頭痛を訴えるようになりました。近所の内科をいくつも受診し、検査を受けてはみたものの、特に異常は認められませんでした。

それでも、徐々に症状の頻度は高まり、学校を休みがちとなりました。

原因をはっきりさせようと、大きな病院での検査も受けましたが、やはり特に問題はないとの診断でした。担当した医師からは、精神的なストレスによる身体症状症ではないかと伝えられました。そのため、母親に連れられて、E子さんがクリニックに来院しました。

まず、私が母子別々に話を聞きたいと伝えたところ、母親が「先に話したい」と診察室に入ってきました。

母親は、大きな病院の小児科医の説明に納得しており、E子さんの症状は精神的なストレスが原因となっていると考えていました。というのも、E子さんは、小学校低学年

のときに両親の離婚を経験しています。親の都合で家族が壊れたことが、娘のストレスになることは当然のことです。E子さんが、頻繁に原因不明の頭痛や吐き気を訴えている理由は、そこにあると母親は考えていました。

E子さんの父親はとても仕事が忙しい人でした。出張が多く、自宅に帰れない日もしょっちゅうでした。しかも、E子さんが幼稚園の年長だったときに、職場の部下と浮気をしたことで、さらに家庭から遠ざかってしまったそうです。

幼い娘を抱えて、途方に暮れた母親は、夫の実家に相談しました。ところが、逆に「息子は悪くない。あなたの料理が下手だから息子は帰ってこないんだ」と姑《しゅうとめ》から言われてしまったそうです。当時のことを話しているとき、母親は両手を固く握りしめて、涙を浮かべていました。

元々、明るく、素直な女の子だったから

E子さんの父親の浮気は長くは続きませんでした。半年ほどで相手の女性と別れ、再び家に帰って来るようになりました。ところが、もともと口数の少なかった父親ですが、自分のやってきたことについて、何の説明もしませんでした。

その代わり、父親の両親がやってきて、「済んだことをほじくり返さない。二度とこの話題をしないこと」をE子さんの母親に強く言い渡しました。

母親が重大な決意をしたのは、この直後のことでした。

すでに自立して、家庭を築いた一人息子を、過剰なまでに溺愛《できあい》し、ことあるごとに妻である自分を責め立てる夫の両親に対しても、耐え難いほどの嫌気がさしていました。経済的にも、夫なしで生活していけるメドがたったため、ついに離婚を決断しました。

このとき、娘のE子さんに対しては、「お父さんとお母さんは一緒に暮らせなくなった」とだけ伝え、具体的な説明は何もしませんでした。

住み慣れた家を引っ越し、名字が変わったときにも、E子さんは黙ってうなずいただけ。以降も、両親の離婚については、何も聞いてくることはなかったそうです。

元々、E子さんは明るく、素直な女の子だったようです。

離婚後も、両親はE子さんのためにと、月に一度は3人で食事に出かける機会を作ってきました。さらに、メールやＬＩＮＥで、E子さんが父親と自由にやりとりできるようにもしてきました。

３人でいるときのE子さんはひょうきんに振る舞い、父と母を笑わせたり、場をなごませようと気を使ったりしてきたそうです。

しかし、結果的に、E子さんが、原因のわからない不調を訴え始めたことで、母親は「やはり、離婚などしないで、私が我慢すべきだったのかもしれません」と下を向きながら小さくつぶやきました。

友達にも気を使いすぎる性格が

母親の話が終わり、次にE子さんの話を聞きました。

開口一番、彼女は次のようなことを口にしました。

「前に行った病院では、めまいがしたり、頭痛がしたりする原因はストレスだと言われたけれど、私はそう思いません。特に思い当たるようなストレスはないし、なんで自分はこんな状態になっているのかわからないんです」と首をかしげていました。

そして、話は学校の友達関係のことになりました。

「中学に入ってから、本音を言える相手がいないんです。休んだ友達のためにノートを作ってあげたりもしているんですが。私は周囲に気を使いすぎちゃっているかもしれません」と言います。

そこで、家のことを尋ねると、「よく、お母さんの仕事の愚痴を聞いてあげています」と大人びた様子で答えました。

「なるほど。E子さんは『思い当たるストレスはない』と言っていたけれど、実際は学校でも家庭でも、気を使っていて、大変そうに見えるけれど」と私が伝えると、「周りの人に気を使うのは、当たり前のことだと思っています。今までは、良いとも悪いとも、意識さえしていませんでした。でも、先生のおっしゃるとおり、知らない間にそれがストレスになっていたのかもしれません」と答えました。

母親がいれば、友達はいなくても大丈夫……

その後、何度かクリニックに来るようになったE子さんですが、ある日、こんなことを口にしました。

「学校では友達といつも3人組になってしまい、真ん中に入って友達の仲を取り持ったりしちゃうんです。そんな役回りは疲れるから、本当はやらなければいいんだけど、癖になっていてしらずしらずのうちにやってしまうんです」

離婚した父と母の間にはさまって、両方に気遣ってきた行動を、友達関係の中でも繰り返してしまっているようでした。

そして、もう一度、母親について尋ねてみると、「友達みたいな存在です。あまり、お母さんらしくはない。友達とは話が合わないけれど、お母さんとは話が合うんです。だから、本当のことを言うと、友達はいなくても大丈夫なんです」と語りました。さらに、「お父さんがいなくなって、お母さんはかわいそう。私が守ってあげないと」と夫がいなくなった母親を気遣っている様子がうかがわれました。

E子さんは母親を気遣うあまり、発達課題である親離れが進んでいませんでした。それに伴って、学校でも友達に気を遣うばかりで、本当に親しい友達関係が持てていないことがわかりました。

再度、母親に話を聞いてみると、やはり「誰よりも、E子が一番話しやすい」と言います。

母親も、E子さんを自分の娘としてではなく、相談相手として弱音を吐いたり、頼りにしたりする存在にしていました。それに応え、しっかり者のE子さんが母親の「お世話」をしてきました。

現状のような母娘関係が続いてしまうと、E子さんにとっての友達のポジションには「母親が一番の友達」と、母親が居続けてしまうことになり、親離れが進まず、結果的に中学校で友達ができにくい状態を作り出してしまいます。

相反する母親への気持ちが吐き気に

まず、最初に大切なことは、母親自身が子離れすることです。自分自身の離婚によって、E子さんとの結びつきが強まりすぎていたことを、きちんと理解してもらう必要がありました。

普段、E子さんと母親はいつも同じ部屋で生活を共にしているそうです。E子さんにとって、母親と離れて一人で勉強したり、本を読んだり、音楽を聴いたり、寝たりする部屋が必要です。さらに、私は母親に、娘以外に相談相手を作ることを強く勧めました。つまり、E子さんと母親には、物理的にも精神的にも一定の距離が必要なわけです。

その後も、「吐き気がする」と、E子さんは母親の作った食事を食べられない時期がありました。その後、過剰なまでに自分を頼りにしている母親への反発心や怒りの一方で、夫のいないかわいそうな母親を守らなければならないという、相反する気持ちが、自分の中にあることに気が付くようになりました。そんな自分自身の葛藤が、「吐き気がして母親の作った食事を食べられない」という行動を引き起こしていることも、徐々に理解していきました。

E子さんはゆっくりではありましたが、母親からの自立の道を歩み始めました。

両親が離婚して、片方の親と密接すぎる関係

もうひとつ大切なことがあります。E子さんは、自分の両親がどうして離婚してしまったのかについて、気になっていないわけがありません。その疑問も、ある種のストレスとして、E子さんの内面に居座っているはずです。

母親には、「お父さんとお母さんの離婚については今まで何も話してこなかったけれど、あなたが聞きたいことがあれば説明しようと思う」とE子さんに伝えることを提案しました。

両親が離婚して、片方の親と子どもの関係が密接になりすぎることで、親離れ・子離れが進まないことはしばしばあります。特に、一人っ子の場合はきょうだいがいないために親と2人だけの世界に埋没しやすい傾向があります。そうなると、この状態から抜け出すのは簡単ではなく、第三者の介入が必要となってきます。

時間はかかりましたが、やがてE子さんの母親は、何でも相談できる友達を見つけました。E子さんも、K－POPという共通の趣味をもつ友達と仲良くなり、一緒に音楽を楽しんだり、コンサートに行ったりするようになりました。それまでは、何をするのも一緒だった母娘が、休日にはそれぞれがそれぞれの友達と時間を過ごすようになったのです。

母と娘の間に年齢相応の境界線ができてきたわけです。

これは思春期の子どもに限ったことではないのですが、頭痛や吐き気、腹痛などの身体の症状が続いてもそれに相応する検査結果が見つからない場合、それがストレスに起因している場合があります。具体的には思い当たらない場合でも、私たちは、自分自身で意識していないストレスを心の中に抱えていることもあるわけです。E子さんのケースでも、母親に対する複雑な感情が、頭痛や吐き気などの症状となって顕在化していました。

原因不明の身体の不調が続く場合には、体のチェックをした上で、精神科の受診をお勧めします。

身体症状症

身体的な異常がないにもかかわらず、しびれや痛みなどの身体症状が持続して現れます。

子どもがこれらの症状を訴えると、当然ながら、親はまず小児科や内科に子どもを連れていきます。ところが、いくら検査をしても、異常が見つからない場合があります。

身体的な異常がないと、小児科医、内科医から精神的なストレスの関与を疑われ、精神科受診を勧められます。しかし、「うちの子どもは精神病ではないのに精神科に行けと言われた」と憤慨したり、「家庭には問題がないのでどこかに体の病気があるはずだ」とドクターショッピングを続け、本来すべき治療までにかなりの時間がかかってしまうケースがあるのです。背景には、親御さん自身が家庭の問題を見つめたくなかったり、精神科医に子育てを責められるのではないかという恐れや不安が隠れていたりもします。子ども一人ひとりには、個性がありますし、取り巻く環境も複雑です。思春期の子育ては大変なことがたくさんありますから親が自分を責め過ぎないことも大切です。

思春期の場合には、親が治療者と信頼関係を結び、治療に前向きな姿勢をもてることが必要です。親が信頼しない治療者に、子どもが心を開くことはありません。仮に、本人が心を開こうとしても、親との間の板挟みになり、治療を受けることが、かえって混乱のもとになり治療どころではなくなってしまいます。たとえば家庭で不仲の父と母に挟まれているのと同じような状況に陥ってしまいます。

ですから、まずは親御さんが安心して話ができる専門医を探す必要があります。そして子ども自身が治療の中で、心の中にある自分では気がつかない無意識の葛藤や不安について理解できれば、身体症状症は改善していきます。

第6章
「何もしたくない」
両親の確執にさらされ、無気力となり目標を見失った中2男子

……うつ状態

心の悩みを抱える子どもが、無気力や気分の落ち込みを訴えることはしばしばあります。親御さんは「うちの子どもはうつ病ですか？」と心配されます。しかし、「うつ病」と「うつ状態」は区別して考える必要があります。うつ病は「病名」であり、脳内の神経伝達をスムーズにする抗うつ薬が使われることが多いです。うつ状態は、気分の落ち込みや意欲の低下などのうつ症状がみられる「状態」を指します。うつ状態はうつ病以外にもさまざまな原因が認められます。たとえば、ひどくショックな出来事があれ

ば気分が落ち込んだり、やる気が出なくなるのは正常な反応としてのうつ状態です。ですから、うつ状態になっている原因に応じて、治療を行う必要があります。

青白い顔で「気力が出ない。何もしたくない」と

私たちは幼児期に「パイロットになりたい」「パティシエになりたい」など初めて将来の夢の原型が生まれます。これを「自我理想」と言います。

この夢はやがて、同性の仲間との交流を経て、より現実的で自分に合った夢へと変わっていきます。「自分は何がしたいのか」「自分には何ができるのか」などの考えが生まれます。過去から現在、そして未来に向けて「自分がなりたいイメージ」が「絵空事」から「がんばればできること」になっていくわけです。

より現実的なものへと書き換えられた将来の夢があるからこそ、「毎日、塾に通う」「頑張って勉強する」「部活の練習に励む」などの困難に立ち向かうことが可能になってきます。

中学2年生F君は、中学受験のとき、志望校に受からなかったため、高校受験でのリベンジを誓って、勉強に励んでいました。将来は理系の大学に進んで勉強したいとの目標があり、1年生まではきちんと通学して、部活にも積極的に参加していました。ところが、2年生に進級してから、「部活の友達と合わない。学校の雰囲気にもなじめない」と、ときどき学校を休むようになりました。2学期になると、とうとう学校には行かなくなり、自分の部屋からも出てこなくなりました。部屋に運ばれた食事にも手をつけなくなったため、心配した母親がクリニックに連れてきました。

初診時には明らかなうつ状態で、「気力が出ない。何もしたくない」と青白い顔でつぶやくだけでした。そこでじっくりと話を聞いたところ、ぽつりぽつりと自分の心境を話し始めました。どうやら、F君がひきこもってしまった大きなきっかけは学校ではなく、家庭内にあるようでした。

大人のモデルであった両親が……

F君には、自宅の近所に住む祖母がいました。毎日のようにF君の家にやってきては、母親にあれこれ指図したり、父親の世話を焼いたりしていました。父親は祖母にとって、自慢の一人息子だったのです。母親は祖母に遠慮して、抗議ができませんでした。父親に不満を言っても取り合ってもらえないばかりか、むしろ祖母の肩をもつことが多かったため、夫婦げんかが絶えませんでした。

そのために母親はF君がまだ小さい頃から愚痴をこぼし、父親については「あんな人と結婚しなければよかった」「あなたのお父さんは本当にひどい人だ」と言い続けてきました。F君はそんな母親を励ましたり、慰めたりする立場でした。

F君が不登校になる前夜にも、両親の間で激しいけんかがありました。驚いたF君がリビングルームに行くと、母親は「こんな家から出ていってやる。Fも一緒に行こう」と泣き叫び、父親の前で両親のどちらが悪いのかを無理やり言わせようとしました。その場ではF君は何も言わなかったのですが、以来、自分の部屋にこもるようになったそうです。

F君は、幼い頃から両親の確執にしょっちゅうさらされており、母親から一方的に父親の悪口を聞かされてきました。とはいえ、大切な両親です。心の中では父親を大切にしたい思いもあったわけです。それがF君の心の中で大きな葛藤となり、精神を不安定な状態にしていました。身近な大人のモデルであった両親が頻繁にけんかをしていることで、将来の自分にも明るいものを見いだせなくなっていたのです。

家族内の問題は、もちろん学校生活にも響きます。F君の心の中の多くは両親を巡る葛藤が占め、新しい学年になった後に、なかなか親しい友人との関係を築くことができなくなりました。「志望校の生徒になりたい」という非常に身近な自我理想を持っていたにもかかわらず、どうして急に無気力状態になってしまったのでしょうか。

友達に関心を向ける余裕もなく

子どもは児童期と思春期で友達関係の質が変わります。思春期になると、家庭では言えない秘密を仲間と共有し合うようになり、以前よりもはるかに親密で重要な人間関係へと変化します。学校の中で仲間との関係がうまくいかないと、いわば「社会的な交流機会」を失うことになり、自分が大人になる道筋の「どのあたりにいるのか」「前を向いて歩んでいるのか」さえもわからなくなってしまいます。

両親の確執がきっかけとなって、F君の心の中にいつも暗い影がつきまとうようになりました。「お父さんとお母さんの不仲は、本当は自分のせいかもしれない」との罪悪感が頭から離れず、友達に関心を振り向ける余裕がなくなりました。

結果的に、2年生になってから学校内での親しい友人を作ることができず、夢や悩みなどを共有できる仲間が見つけられないことで、自分の現在の立ち位置も、そして将来の目標もわからなくなってしまいました。そして、けんか続きの両親を頼ることもできず、徐々に気力が奪われていきました。

子どもが自我理想を取り戻すために

「家庭」と「友人・仲間」——。日々、子どもたちが行き来している2つの居場所は、まったく別の空間でありながら、ときとして重なり合ったり、刺激を与え合ったりして子どもたちの成長を後押しします。不登校やひきこもりは学校における友人・仲間関係にばかり目が行きがちになりますが、きっかけが家庭内にあることも少なくありません。

外来にやってきたF君の両親には親ガイダンスを行いました。

F君の場合、うつ症状や不登校が認められましたが、その背景には家庭の問題が大きく影響していると理解できました。

まずは家庭内の問題を解決する必要があると考え、「祖母の自宅への介入について夫婦で話し合うこと」、さらに「F君を夫婦げんかに巻き込まない」「進路などについてはF君の意思を尊重する」ことを伝えました。

その後、両親が話し合った結果、毎日、祖母が家に来ることはなくなり、それに伴って夫婦の間の確執も減少していきました。

問題はどこにあるのか、見極めを

大切な両親の関係が改善したことで、F君は明るさを取り戻し、ひきこもりがちだった自室から、外に出る機会も増えていきました。常に澱《おり》のように心の中に沈殿していた悩みの解消が、うつ状態を脱するきっかけになったのです。

間もなく登校を再開し、仲間の輪にも積極的に入ることができるようになり、親しい友人もできました。

自我理想を取り戻したF君は、志望校合格に向けて再び努力を開始しました。

家庭環境、そして学校内の孤立によって、F君には無気力や抑うつ気分などのうつ症状がみられましたが、親ガイダンス、そしてカウンセリングが功を奏したことで、状態は改善していきました。


発達課題が乗り越えられないために、うつ状態に陥る思春期の子どもは少なくありません。

そのため思春期の子どもの場合には、まず問題がどこにあるのかをしっかり見極めなければ、同じことを繰り返す危険があります。

今現れている症状の背景にあるものとして、子どもがどのような発達段階にいて、どのような発達課題が行き詰っているのかに目を向けることが必要です。

そのためには専門医に相談し、子どもの今の様子やそれ以前の状態などを詳しく伝えることが大切でしょう。そして、ただ、症状や病名の説明をするだけではなく、子どもの本当の気持ちや行動の元となっている考えを親がより深く理解できるような質問や説明をする専門医を選ばれると良いでしょう。

思春期のうつ状態

うつ状態は、気分の落ち込みや意欲の低下、思考力や集中力の低下、不眠や過眠、希死念慮などのうつ症状がみられる状態を指します。うつ病だけではなく、さまざまな原因でうつ状態になりえます。

大人だけではなく、思春期にある10代の若者もうつ状態を呈してクリニックに来ます。気分がひどく落ち込み、何もやる気が起きず、ときには自傷や自殺を考えます。思春期の若者の場合、大人とは異なり、うつ状態の背景に、思春期特有の発達課題の問題が存在していることが多いのです。親離れをして、同性の仲間と親しい友達関係を築くこと、第二次性徴を迎えて男性や女性としての自分の体に慣れていくこと、それに大人としての自分の将来像を描いていくことなど、思春期には難しい課題がたくさんあるのです。ですから、それらに取り組めず、大人への発達路線から外れてしまうことで、自分の将来への不安や絶望感からうつ状態になる子どもたちがいます。小学生の時代には何の悩みもなく毎日元気に過ごしていたけれども、中学に入ってから、「自分に自信が持てなくなった」「先生が怖い」「自分の意見が言えなくなった」「うまく仲間に入れなくなった」「異性の話についていけない」などの話を聞きます。そんな子どもに向かって、周囲の大人が「しっかりしなさい」「よその子はできているんだから」と言っても、良い方向には向きません。また、大人のうつ病と同じように考えて抗うつ剤を飲ませることで症状が改善するとは言えません。

「どこで行き詰ってしまったか」は一人ひとり違います。そのため診察では詳しく話を聞く必要があります。何が症状のきっかけになったのかを子ども自身が理解できれば、解決の糸口も見つかります。もう一度、生きることに対して前向きになることで、うつ状態から抜け出して、自信をもって歩んでいくことができるようになります。

思春期のうつ状態は、思春期特有の発達課題と背中合わせであることを、忘れてはいけません。

第7章

「痩せたい、カロリーが気になってしまう」

親から受け継いだ価値観の書き換えが進まない中2女子

……摂食障害 その1

食事は「生きていく力」の源泉であり、単に空腹を満たす行為ではありません。肉体的にも精神的にも、前向きに進んでいくエネルギーを得ることであり、日常生活の中で、楽しむべき行動のひとつです。そんな大切な毎日の営みが崩れてしまうのが摂食障害です。摂食障害は思春期の女の子に多くみられます。摂食障害になると頭の中は食べ物とカロリーと体重のことでいっぱいになり、身体の不調も現れて、ごく普通の家庭生活や学校生活を送ることができなくなってしまいます。

「足、太いね」の友達の一言から

G子さんは中学2年生です。

母親の勧めで、母が卒業した中学校に進学しました。一人娘のために、両親からとても大切に育てられてきたことが一目でわかりました。温厚な性格の父親は、いつも仕事が忙しいため、G子さんの教育方針など家庭内のことは、母親が祖母と相談して決めていました。生活態度はいたって真面目。勉強熱心で成績もよく、先生にも気に入られている優等生でした。部活は英語演劇部で、それも母親が勧めたことが理由だったようです。

そんな彼女が大きく変わったのは中学1年の冬。友達に何げなく「足、太いね」と言われ、それがショックだったようでした。実際のG子さんは、決して太っているわけではなく、標準体重の範囲内です。にもかかわらず、極端なダイエットをするようになりました。

体重が増えることばかりを気にするあまり、口にするのは、野菜やカロリーゼロのゼリーばかり。通学時には電車に乗らず、２時間以上もかけて歩くようにもなりました。

半年後には、体重が10キロ近く減り、生理まで止まってしまいました。

急激に変わっていく娘の姿に、心配した母親がクリニックに連れてきました。

診察のとき、私がＧ子さんに問いかけても、母親が代わりに答えてしまいます。本人に向けて質問すると、一つひとつ母親の顔色を見ながら「合っているかな」と確認しながら返答していました。そこで母親には退室してもらい、２人だけで話をすることにしました。

やっと自分の考えで話すようになったＧ子さんは、「本当は体重やカロリーなんか気にせずに生活したい。でもこれ以上太って醜くなるのが怖いので食べられない。食べた後には罪悪感がある」と話し始めました。


「男の子やアイドルなんて、ばかばかしくて……」

治療のためには、Ｇ子さんについてもっと詳しく知る必要があります。まず、Ｇ子さんに自分自身についてじっくり話してもらうことにしました。

しばらくは、自分自身が悩んでいる体重やカロリーの話が続きましたが、次第に話題は母親と自分の関係に移っていきました。

しつけに厳しい母親は、日常生活全般にわたって細かい「家のルール」を決めていました。G子さんは、常にそれに従って生活しているようでした。

たとえば、朝は6時起床、夜は22時就寝で休日も同じです。ニュース以外のテレビ番組は禁止。学校や塾の宿題は全部母親がチェックして、手直しをしてから提出していました。また保護者同伴であったとしても、友達と映画館や遊園地に行くことも、禁止されていました。

クラブ活動、学習塾通いに加え、ピアノや日本舞踊の稽古もあり、両立は本当に大変そうでした。それでも、G子さんは疑問をもつ様子もなく、「母の言うとおりにしないと。親の言うことは正しいから」ときっぱり。

学校の話になると、「忙しくて、みんなみたいに遊びに出かける時間はありません。どちらにしても、ほかの子とは話が合わない。男の子がどうだとか、アイドルの誰々が格好いいとか、どういう洋服がかわいいだとか……、ばかばかしくて。正直に言うと学校なんかつまらないし、行きたくない」と話しました。

G子さんは、母親の言いつけをきちんと守るいわゆる「良い子」ではありましたが、学校では、同世代の友達とは話題も合わずにクラスで浮いた存在であることがわかりました。

そこで、G子さんとは週1回のカウンセリングを行っていくことになりました。

幼い頃から子どもは、親からのしつけを通して、価値観や規範を取り入れながら成長していきます。これは「～すべき」「～しなければならない」といった理想的で厳しい価値観です。しかし、思春期に親離れが始まると、同年代の同性との親密な交流が始まるので、子どもは親以外からの新しい価値観を取り入れるようになります。親から受け継いだ厳しい価値観は、その子ども固有の、時代に即したものへと変化していくわけです。

G子さん母娘では、それぞれの「親離れ」「子離れ」が進んでいませんでした。心を許せる親しい友達はいないため、母親に秘密を持つこともなく、悩みを全て相談してきたG子さんの価値観や規範は、依然として変わることがありませんでした。そのため、すでに親離れが進み、価値観や規範が変化してきている友人とは、どうしても話が合わなくなります。G子さんの拒食症の背景に隠れている心の問題が、徐々にはっきりしてきました。

「あなたの中にはお母さんのそっくりさんがいるみたいね。お母さんの言うとおりにすることが悪いわけじゃない。でも、周りの友達は、親からの教えを尊重しながらも、自分なりに変えてきているんじゃないかな」

私がそう言うと、G子さんははっとした様子で、「みんなそうかもしれません」と答えました。

母親の教えは間違っていないが……

「異性に興味がない」と話すG子さん。拒食症は、一見、体の問題であるかのようですが、「太っているから痩せたい」という訴えの奥に、心の悩みが隠れていると考えられます。

ある日のカウンセリングで、修学旅行のときの話題になりました。

宿泊先での夜、クラスの友達は男の子の話題で盛り上がっていたそうです。女子中学生の旅先では当たり前の光景です。ところが、やはりG子さんはその輪には入らなかったとのことです。

「消灯時間を守らないなんてダメ。それに、男の子の話なんかくだらなくて……」。診察室で、そう私に訴えました。そして、「男の子の話をするのは、はしたないことだと、ずっと母から言われてきたんです」と打ち明けました。

男の子の話をするのがはしたないなどという時代ではありませんが、話を聞く限り、G子さんの母親が教えたことが、すべて間違っているわけではありません。

ただし、G子さんは、母親からの教えを自分の世代に合った価値観へと、書き換える作業が進んでいませんでした。

このときのカウンセリングをきっかけに、自分と友達の違いについて、少し冷静に考えてみたのでしょう。

G子さんは、「お友達の家に比べて、どうしてうちはこんなに厳しいの？」と母親に直接聞いてみました。それに対して、母親は「私もおばあちゃんの言いつけに従ってきた。これが一番正しいのだから、あなたもそうするべきよ」と答えたそうです。

G子さんの母親が育った家庭でも、代々、母と娘の結びつきが強かったようです。いまだに、何かあると母親は祖母に相談し、その言いつけに従って生活しているそうですが、それは夫の仕事が忙しいことだけが理由ではなかったわけです。そんな母娘関係は、G子さんとの間でも繰り返されていました。

「お母さんは、自分とおばあちゃんとの関係を、私との間にも望んでいることがわかるんです。その期待を裏切ったらかわいそう。だから、お母さんの言うことを聞くしかないと思っているんです」と心情を打ち明けました。

そして、「本当は嫌だけど……」と付け加えました。

G子さんは、母親から自立することに、不安、そして罪悪感を抱いており、それが親離れを妨げているのは明白でした。

異性への興味や関心は「ないこと」に

男女を問わず、思春期には自然に性的な興味や関心が生まれてきます。G子さんの場合、それを自分で無理やり押さえつけ、母親から与えられた価値観に従って、最初から存在しないことにしていました。

しかし、当たり前のように生じてくる性的な興味や関心が「悪いことである」と決めつけられると、子どもはそのはざまで苦しむようになります。

G子さんは、思春期の同級生が持つ異性への興味を共有せずに、「はしたない」「くだらない」と切り捨てることで、自然と仲間の輪から距離を取りました。けれども、本当の自分の欲求（異性への興味）と母親からの要求（異性への興味の禁止）の間で、どうにも解決できない葛藤が起こってしまいました。その葛藤が、体重にこだわる形で表に出てきてしまい、「食べる」ことをやめてしまったと考えられました。

摂食障害の患者の頭の中は、食べ物のことでいっぱいになっていて、本当の悩みごとはその陰に隠れて見えにくくなります。カウンセリング中に話を聞いていても、体重やカロリーの話が続くため、それが問題の中心であるかのように見えてしまうケースが多いのです。人間が生きていく基本である「食べる」という行為をしなくなる背景には、「痩せたい願望」などの表層的な原因だけではなく、表面からは見えにくい心の悩みが隠れている場合が多く、それを解決することが、治療の課題となります。

独り暮らし、そしてボーイフレンドまで

1年ほどのカウンセリング期間中に、G子さんは少しずつ変わっていきました。「お母さんは、自分の親に疑問を持たずに生きてきたが、私はそうなりたくはない。お母さんと違う意見を持つことは悪いことではないと思いますから」と率直に語れるまでになりました。

ようやく、等身大の自分の価値観へと、書き換えが始まったのです。

好きな音楽やアイドルができたり、自分の洋服は自分で選んだりするようになり、親しい友達もたくさんできました。母が選んだ部活はやめ、本来、自分が希望していたバ

ドミントン部に入部し直しました。

もう、体重を気にしすぎたり、カロリーにこだわったりすることはなくなって、食事もきちんと取るようになりました。それに伴って、一時期、止まってしまっていた生理も規則正しいものになり、すっかり健康的な女の子に戻ったところで治療は終了しました。

数年後、G子さんから私宛てに、1通の手紙が届きました。そこには、親の反対を押し切って実家から遠く離れた大学に入学し、独り暮らしをしていること、そしてボーイフレンドができたことなどが、楽しそうに綴《つづ》られていました。

摂食障害

摂食障害には「拒食」と「過食」という両極端の症状があり、男性よりも女性に多く発症するのが特徴です。特に、自分の外見を気にし始める思春期の女の子には多くみられます。

拒食症（神経性やせ症）では「もっと痩せて素敵になりたい」「スタイルを良くして皆に評価されたい」「太って醜くなりたくない」などの「痩せ願望」と「肥満恐怖」が高まって、過剰なダイエットや運動に走ってしまいます。そのため、体重が著しく減少し、低体温、徐脈、無月経などさまざまな身体面の不調が現れます。また、どんなに痩せていても「自分は太っている」と思い込むボディーイメージの障害が認められます。

一方の過食症（神経性過食症）になると、極端に大量に食べ、いったん食べ始めると止められず、自分の食行動をコントロールできなくなります。過食後には体重増加を防ぐために自分から嘔吐を行ったりして、過食と嘔吐を繰り返してしまいます。

摂食障害では、低栄養・低体重による危険性だけでなく、体重を減らすために下剤や利尿剤などに手を出すことも多く、その乱用による体の不調が起きて、最悪、死に至ってしまうこともあります。

子どもが摂食障害に陥ると、母親は不安になって心理的に巻き込まれ、何とか食べさせようとしたり、献立を工夫したり、必死になります。一方子どもの側は、隠れてお弁当の中身を捨てたり、過食をしたり、吐いたりします。母と娘の間で、食事やカロリーをめぐる壮絶な戦いが繰り返されることになります。

摂食障害の子どもと話していると、頭の中は食べ物のことでいっぱいで、診察中は体重やカロリーの話ばかりになります。表面的には、食の問題や体の問題として出てきますが、実際は心の悩みからくる症状なのです。いくら、体重を増やす治療をしても、隠れている心の悩みを解決しないと、再発を繰り返す結果になってしまうでしょう。

第8章

「食べることが怖い」
女性として成熟することに自らストップをかけた中3女子

……摂食障害 その2

一般的に摂食障害というと、「拒食症」や「過食症」によって、日常生活に問題が生じている症状が思い浮かびます。しかし、体重の減少がそれほど著しくなかったり、自分で喉に指を入れて食べたものを吐いたり（自己誘発性嘔吐）や下剤、利尿剤の乱用などの不適切な代償行為（別のことで欲求を満たそうとする行動）の頻度が低かったりと、一般の診断基準を満たさないケースもあるのです。

摂食障害だけではなく、思春期の心の問題については、医療機関が用いる診断基準に合致しないこともしばしばあります。そのような場合、大切なのは病名ではなく、「自分の力で大人への発達の道筋を歩めているか、歩んでいけるかどうか」です。

もう一人、摂食障害に苦しんでいた中学生のケースをご紹介しましょう。

受験に失敗して自信喪失

H子さんは中学3年生です。「もっと自分を磨きたい」と、中学2年の春頃からダイエットを開始しました。そのうち、「太りたくない気持ちとは関係なく、食べることが怖い」と言い出して、食事を避けたがるようになりました。著しい体形の変化や体重減少はありません。それでも、きちんと食べなくなった我が子を心配した両親が、クリニックに相談に来ました。

私との面接中、話をリードするのはほとんどが父親でした。

H子さんが自宅で話す内容や日頃の行動、それに内面の気持ちや考え方なども、すべて父親が説明しました。母親にも意見を聞こうとしましたが、父親の顔色をうかがいつつ、最低限のことしか話してはくれませんでした。ちなみに、H子さんには3歳年上の姉がいますが、海外留学中のため、現在は3人暮らしです。

まず、H子さん本人は、父親と決めた第一志望の中学に進学できなかったことを気に病んでいたようです。それに加え、所属していたテニス部でも、大きな大会の出場直前に負けてしまったことがショックだったようで、「私は何をやってもダメなんだ」と完全に自信を失っていたとのことでした。とはいえ、学校には通っていて、友達もたくさんいるようです。

「食べることが怖くなった」と訴えるようになったことから、かかりつけ医に診てもらったところ、身体的に大きな問題はないとのことでした。つまり、「問題なし」でした。

ただし、自宅近くには精神科や心療内科のクリニックがなかったため、「食べることが怖い」と言う娘に、はっきりした診断がつかなかったことで、両親の不安は完全には消えなかったわけです。クリニックにやってきたときも、父親は「自信を回復できれば、食事の問題も解決すると思う。ただ、心配なので念のため相談に来た。本当は娘を連れてきて受診させたい」と言いました。

そこで私は、「ご本人が希望するなら。そうでなければ、まずはご両親でいらしてください」と伝えたところ、Ｈ子さんは「学校を休まないですむのなら」とのことで、冬休みの間に、父親に連れられてクリニックにやってきました。

お父さんのような価値のある人間に

診察室でＨ子さんは、「自分が友達にどう思われているか気になって……。自分磨きのためにダイエットを始めたんです。ところが、理由はわからないんですが、いつからか無意識に食べるのが怖くなってしまいました。私は太るのは嫌だけど、痩せすぎるのも嫌なんです。だから頑張って食べてはいるけど……」と話し始めました。

そして、「どうして食べるのが怖いのかわからないんです」と付け加えました。

もう少し話を聞くと、「頑張って勉強したのに、お父さんと決めた第一志望の中学に入れなかった。そこから自分に自信がなくなりました」と打ち明けました。さらに涙ぐみながら「あまり勉強をしたくないときでも、お父さんが力を貸してくれたので、なんとかなりました。勉強をすれば、お父さんが褒めてくれるからうれしい」とも。

クリニックでの診察は３回でしたが、いつも父親の話が中心となりました。

私が「お父さんはどんな人なの？」と尋ねると、「すごい努力家です。毎朝ラジオを聴いて、英会話の勉強をしていますし、自分を磨くためにクラシックを聴いたりもしています。私も頑張って、お父さんのような価値のある人間になりたい」と、やはり涙ぐみながら答えました。

H子さんが父親に対して、とても強い愛情や尊敬、それに憧れの感情までを持っていることが、彼女の涙からも伝わってきました。

彼女の言葉どおり、教育熱心な父親は小学校時代から娘２人の勉強を熱心に見ていました。H子さんの姉は、そんな父親に対して小学校高学年の頃から反発するようになったそうです。中学を卒業すると、すぐに海外に留学してしまった理由のひとつは、父親を避ける意図があったようです。

姉がいなくなってからは、父親の関心がH子さんに集中しました。

学校の試験前には、お手製の試験問題を作ってくれます。おかげで、H子さんの成績はいつも学校でトップでした。

自信を見せたかと思うと、今度は自己否定

姉妹は小さい頃からピアノ教室に通っていました。さらに、学生時代にテニス部だった父親の希望で、2人ともテニスも習っていました。

中学校になると、姉はテニスをやめて吹奏楽部に入り、H子さんだけが父の勧めに従ってテニス部に入りました。毎週末、父娘でテニスに行き、H子さんの試合前になると、早朝練習にも父親がつきあっていました。

ピアノについても、H子さんは「お姉ちゃんよりも、私のほうが才能あるってお父さんは言ってくれるんです」とうれしそうに話します。

さらに、私が母親について尋ねると「がさつな性格で、私のほうが掃除や片付けもずっと上手です。お母さんのようにはなりたくない」と手厳しく言いました。

ところが、その直後に「だけど、私なんか全然ダメ。受験も失敗したし、本当はテニスもピアノも全然、才能ないんです」と急に自己否定を始めました。

H子さんの「自分自身」についての評価は不安定で、「自分に自信がない」ことの裏側には、複雑な気持ちが隠れているように思われました。それを本人は意識していない

ようです。継続的なカウンセリングを行うことも考慮されましたが、この時点ではきちんと登校できていることや、身体的に大きな問題は認められないことなどから、今は学校生活を優先し、カウンセリングについては時期をみて再度、検討することになりました。

濃密すぎる父娘の関係

ある日の診察で、父親がH子さんの家での様子を次のように話しました。

H子さんは、ときどき、父親にアイスクリームやゼリーを手作りしているそうです。そして、それはマッサージをしてもらっていることへの「お礼」だというのです。以前に父親がマッサージをしてあげたら、H子さんは非常に喜んだそうで、以降、いつもそれを楽しみにしており、逆にH子さんが父親にマッサージをしてあげることもあるそうです。お互いをマッサージし合うというのは、中学生の女の子と父親の関係としては、あまりにも濃密な行動です。

しかし、母親はそこではない部分を懸念していたようです。

父親が「H子は料理が得意だから、私のためにお菓子を作ってくれている」と言ったときには、たまりかねたように母親が口を開きました。

「私は料理があまりうまくなくて。H子はときどき、私の代わりに夕飯を作りたいと言うんです。夫もH子の気持ちを大切にしてあげたいというのですが……」と表情を曇らせました。さらに、こうも付け加えました。

「娘が料理をするときには、娘と夫が2人で買い物に行くんです」

本来は「母親である自分の仕事」と考えている夕食作りを娘がやることや、買い物まで娘と一緒に出かける自分の夫と娘の密着ぶりへの疑問や不満が伝わってきました。

しかし、心の中の疑問や不満については、直接、父親には伝えていないことがわかりました。

父親と娘は、夜中に2人でウォーキングに出かけることもあるそうで、「まだH子は中学生なので、夜は早く寝かせたほうがいいと思っているんですが、それを止めるわけにもいかず……」と口ごもりながら言いました。

女性としての成熟に自らストップを

表面上、母親とH子さんの関係は決して悪くはなく、けんかやもめごともありません。ただし、母親の側は夫だけではなく、娘に対しても心中に強い違和感を抱えているようなのです。父親は、それにまったく気付いていないようでした。

H子さん本人はどうでしょうか。

敬愛し、尊敬する父親からは、自分の姉、それに母親以上に愛情を受けているとの自覚があるのは間違いありません。お互いへのマッサージ、早朝テニスや深夜のウォーキングなど、父親離れが始まる中学生の女の子としては考えられないほど、H子さんと父親の関係は濃密なものです。姉が留学した後は、その傾向にさらに拍車がかかっています。

とはいえ、いつまでもそんな自分をめぐる環境に、葛藤なく居続けることができるでしょうか？　児童期とは異なり、思春期はさまざまな理由から、不安が高まりやすい、難しい時期なのです。

ピーター・ブロスは、児童期と成人期の橋渡しである思春期青年期の精神発達の理解に貢献した精神分析家です。思春期を初期思春期（中学生前後）、中期思春期（高校生前後）、後期思春期（大学生前後）に分類しました。特に、中期思春期は、心の問題が起こりやすい時期です。

精神分析の専門用語で「エディプス葛藤」と呼ばれますが、幼児期には異性の親への愛着、それと同時に同性の親への嫉妬や敵意が芽生えます。この感情は、小学校に入る頃にはいったんは影を潜めますが、中期思春期に再燃し、それが子どもの不安を高めやすいという精神分析的発達論の考え方があります。

小学生の頃には、父親との関係はH子さんにとって問題になっていませんでした。しかし、思春期を迎えてエディプス葛藤が再燃したH子さんが、母親よりも自分のほうが父親と近しい関係にあることで、母親への潜在的な恐怖感を抱くようになったと考えることができるのです。

同様に、自分が女性として成熟していく不安が、H子さんにとって「食事への恐怖感」として現れたと考えることもできました。

父親との関係が母親に対する恐怖に

これらのことを伝えると、H子さんの両親もすんなりと理解してくれました。２人とも、内心思うところがあったのかもしれません。

私の勧めに従って、以降、父親がH子さんにお菓子や夕食を作らせることはなくなりました。もちろん、マッサージや夜のウォーキングもやめました。学校の勉強では、過剰に父親が介入せずに、自分で計画して勉強する習慣をつけるように促しました。

家庭内において、父親、母親、そして子どもの位置づけや役割、それに親離れの行動などは「本来あるべきもの」に修正されていきました。

しばらくして、H子さんの姉が留学から帰国すると、家族の関係は、さらにH子さんの発達を妨げない健康なものへと改善していきました。

それと共に、H子さんが抱えていた「食べることが怖い」という症状は、徐々に治まっていきました。

当初から、体調に大きな変化を与えるほどではなかったため、かかりつけ医からも医学的な病名での診断はありませんでした。H子さんの両親がクリニックに来た理由も、「問題はなさそうだが、念のため」だったのです。

とはいえ、H子さんの内面には、思春期ならではの葛藤が存在し、それが「食べることが怖い」という症状で顕在化していたわけです。

特に中期思春期は発達が滞りやすく、難しい時期です。身体的にも子どもから大人の体へと大きく変化し、それを受け入れていかなければなりません。この時期に不安が本人の許容量を超えて高まると、さまざまな心の問題が生じてきます。子どもが自分一人では対処しきれない、もしくは、親として子どもを発達方向に導くのが難しいと感じたら、症状や病名にかかわらず、専門医へのご相談をお勧めします。

【第二部】

発達障害と判断する前に、思春期の発達課題に目を向けましょう

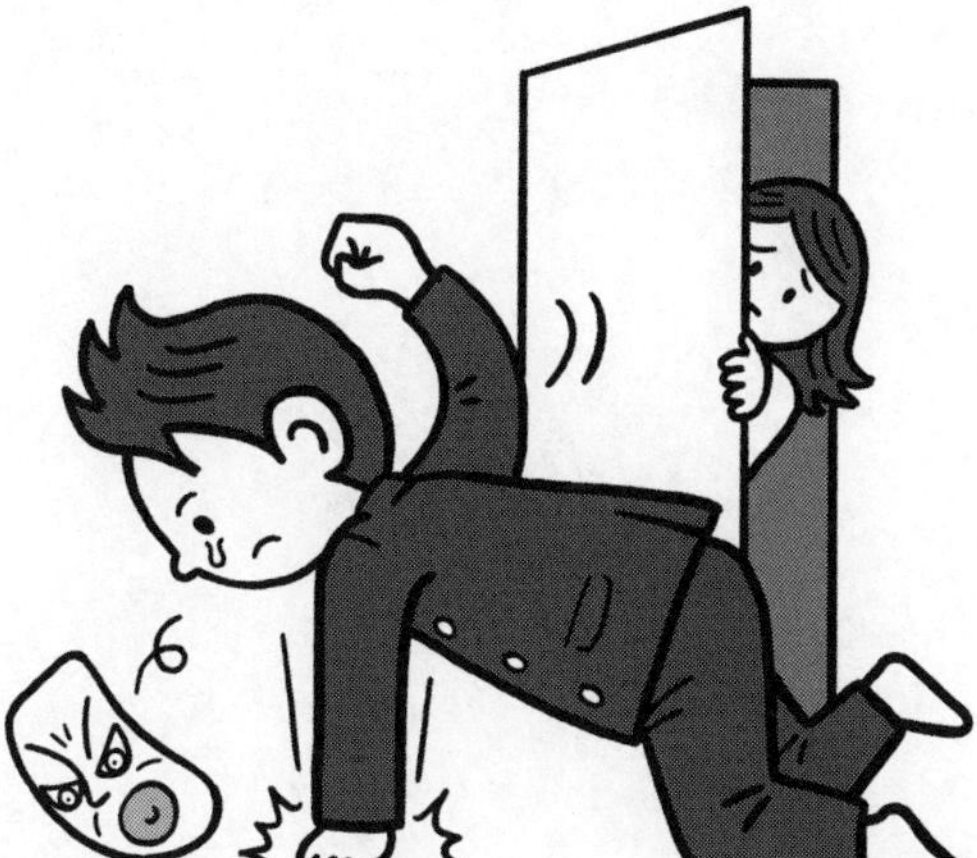

第9章 「うぜぇ」「うるせぇ」「死ね」

ピアノを壊し、カーペットに刃物を突き立てる小6女子

……発達障害？

I子さんの場合、テレビで「発達障害」を見て、心配した祖父母が来院したケースです。

娘の頻繁な逆上に弱りきった母親

I子さんは小学6年生の女の子です。小学1年生のときに父親を病気で亡くし、母と弟、そして母方の祖父母と5人で暮らしています。

小学校最後の夏休み頃から、「お母さんが自分の要求に従わない」と頻繁にキレるようになり、暴れたり、物を壊したりするようになりました。

自分の娘の突然の変貌に参ってしまった母親のために、同居する祖父母が、「発達障害についてテレビで見た。I子がそうではないか」と、2人そろってクリニックにやってきました。

最近は、発達障害の特集などが放映されることも多いため、心配になった家族が受診されることが増えています。突然、I子さんが粗暴な行動を取るようになったことで、祖父母はテレビで見た「発達障害」の心配をしているようでした。

20代の若さで夫を突然亡くした娘を心配した祖父母は、I子さんの家族と同居することを申し出ました。夫を亡くし気力を失っている娘のために、掃除や洗濯、食事作りに加え、孫のI子さんや弟の育児も、祖父母が積極的に手伝ってきました。

父親を亡くした孫のショックを少しでも癒やそうと、祖父母らは一緒に旅行に行ったり、クリスマスやお正月、誕生日にはおいしい料理を用意したり小さな子ども2人の精神的な支えになるように、努力してきました。

祖父母の援助もあり、大きな悲しみを背負ったI子さんは、徐々に元気を取り戻していきました。6年生になるまでは、勉強や運動も問題なくこなし、親しい友達もいたそうです。

I子さんの祖父母は、孫に対して口うるさく、言葉遣いなどには厳格であり、「〜しなさい」「〜してはいけない」と、きちんとしたしつけをしてきました。実の娘であるI子さんの母はもちろん、孫のI子さんも従っていました。

しかし、I子さんは6年生になると、急に態度や言葉遣いが反抗的になりました。母親や祖父母が何かを言っても、「うぜぇ」「うるせえ」「死ね」「くそ」などの言葉を吐き、勉強や家での手伝いもしなくなりました。3歳年下の弟が大切にしているマンガを破いたり、いじめて泣かせたりすることも増えていきました。

発達障害とは

テレビや新聞、インターネットで「発達障害」の文字を目にしない日はありません。あまりにも、この言葉が一般に氾濫し、日常的に使われるようになっていることに対し、精神科医としてある種の危惧を覚えます。

というのも、この病名があまりにも軽々しく使われることで、子どもや親に混乱が生じていると実感するからです。

クリニックには、「自分は発達障害に違いない」と思い込んで、受診にやってくる子どもが少なくありません。インターネットやマスコミなどで目にする発達障害の症状で、自分の行動などに少しでも思い当たることがあると、「自分も発達障害だ」と考えてしまうからです。

少し前には、「アスペルガー症候群」という病名が広まりました。そのときには、コミュニケーションがとりにくい人に対して、「あの人アスペだよね」などと決めつけることが、日常でも行われていました。最近は、「私はコミュニケーション障害（コミュ障）だから」とか「あの人はコミュ障だから」などと言うことも多いようです。

さて、そもそも「発達障害」とはどのような病気なのでしょうか。

発達障害は、生まれつき脳の一部に何らかの機能障害があることで発症します。原因については、現時点では十分には明らかになっていません。

発達障害には、「自閉症スペクトラム障害（ＡＳＤ）」「注意欠如・多動性障害（ＡＤＨＤ）」「限局性学習障害（ＳＬＤ）」などが含まれます。

専門的なことは省きますが、以前は、「広汎性発達障害」というグループの中に、「自閉症」や「アスペルガー症候群」などが含まれていました。現在では細かい分類をなくし、「自閉症スペクトラム障害」にまとめられました。

ピアノを壊し、カーペットに刃物を突きつけて

夏休みのある日のことです。

Ｉ子さんは、同級生と近所のお祭りに行くために、お小遣いが欲しいと母親に要求しました。母親は、「小学生の子どもたちだけで行くのはダメ。お小遣いも渡せない」と伝えました。するとＩ子さんは「お母さんは、私の気持ちを全然わかっていない」と大

声で泣き叫びました。困った母親が祖父母に相談しようとすると、いきなり逆上したI子さんは、キッチンにあった小麦粉や砂糖の袋を破いて床にぶちまけて、さらに泣き叫びました。

結局、母親が折れて、出かけることを許可し、お小遣いを渡しました。

この一件がI子さんを増長させたようです。

欲しいものを買えとねだったり、お小遣いの増額や車での学校への送迎なども要求したりするようになりました。それを母親が断ると、大声を出して暴れるだけでなく、ペットボトルの水やお茶をぶちまけたり、ピアノの鍵盤を壊したり、さらにカーペットに包丁を刺したりといった乱暴な振る舞いをするようになりました。

こうなると、祖父母が介入しても、なかなか収束しません。手が付けられずに、警察に連絡をしたこともあったそうです。

話をよく聞いてみると、トラブルになると、この母娘はいつも同じパターンを繰り返していることがわかりました。何か無理な要求をするI子さんに対して、まず母親は「絶対だめ」と強く拒否します。I子さんが暴力行為に及び、それがエスカレートして激しいやり取りになると、母が譲歩し、娘の要求を受け入れて落ち着くのです。

だからと言って、親子関係が常に険悪なわけではありません。I子さんの機嫌が良いと、一緒に買い物や散歩に出かけ、穏やかに過ごすこともあるそうです。

私は、祖父母を通じて、I子さん母娘にクリニックに来てほしいと伝えました。間もなく、母親とI子さんが2人でやってきました。

青白い顔をして、疲れ切った表情の母親の口からは、「I子は外面《そとづら》が良い。ちょっと話しただけでは、本当の姿はわからないと思う」と前置きされました。そして、「学校や塾への送り迎え、夜遅くの買い物などにつきあわされる。疲れていても、寝不足でも、私が言うことをきかないと暴れる。従わざるを得ない」「娘に対する言葉遣いが悪いと、わざわざ言い直しをさせられ、謝罪までさせられる」など、I子さんの命令支配に母親が従っている様子が語られました。

一方のI子さんは、「イライラすると、やり過ぎてしまう。自分ではどうしたらいいかわからないし、いつも後で後悔する」と切り出しました。母親や祖父母の見方とはずいぶんかけ離れているようです。「コントロールできないから、自分は病気かもしれない。だったら、治したい」とも言います。

いつも自分がとってしまう行動をI子さん自身が悔やみ、反省をしていることは間違いなさそうです。さらに、「発達障害ではないか」と祖父母が心配していることを知っており、「自分は治らないのかもしれない」と不安も感じているようでした。

I子さんは私の外来に通院し、母親の親ガイダンスは別の医師が担当することになりました。


「いつも一人ぼっちで本当は寂しい」


不定期ながら、自分の意志でクリニックに通ってきて、少しずつ自分の心の中をうちあけるようになったI子さんでしたが、心の中の多くを占めていたのは、母親を中心とした家族のことでした。「母親は弟の相手ばかりしている。自分よりもかわいがられている弟が憎たらしくなり、マンガを破いたり、お小遣いを奪ったりしてしまう」などと、弟に対する気持ちを吐露するようになりました。

さらに、自分の母親と祖父母の関係についても語るようになりました。

母親は祖父母にとても大切にされており、母親も何かと祖父母を頼っているそうです。「自分が暴れると、すぐに母親は祖父母を呼びに行く」「祖父母、それに弟も母親の味方につくので4対1になってしまう」「母親は自分自身の父親からも母親からも大切にされているが、私は誰からも大切にされていない」「いつも一人ぼっちで本当は寂しい」……。

自分の言葉で話していきながら、I子さんは自分の気持ちを整理し、理解し始めました。さらに、自分でコントロールできない行動の背景にある自分の気持ちが何なのかについても、わかり始めたようでした。

だからと言って、I子さんの暴力行為がすぐにおさまったわけではありませんでした。私が話を聞いていく過程で、母親がひどく体調を崩しベッドに横になりがちなことについて、I子さんが深い罪悪感を抱いていることがわかりました。でも、I子さん自身はそれに気付いていていません。

そこで、私はこうたずねました。

「自分みたいな悪い人間はもうだめだし、どうなってもいい……、そんな絶望的な気持ちになっていない？　あなたが暴力をふるって、傷ついているお母さんを見ると、さらに『私なんてどうせダメだから』とさらに罪悪感が強まっていく。その繰り返しなんじゃない？」

彼女は、黙ってうなずきました。

暴力ではなく、言葉でのやり取りを

そこで、I子さんと母親が暴力ではなく、言葉でのやり取りを増やしていくための提案をしました。

「今まで言葉にして話してこなかった心の中の気持ちを、直接、お母さんに伝えてみたらどうかな？」

少し考えて、I子さんは「家では難しいけれど、先生が一緒にいてくれるのなら大丈夫かもしれない」と答えました。

次の診察で同席した母親に対し、「自分の親に大切にされているお母さん、それに私の弟が羨ましい」「自分はいつも一人ぼっち。寂しく感じている」などと率直に話しました。

母親は、それをしっかりと受け止めた様子でした。

「夫が亡くなってから、子育てを含めて自分の両親を頼りすぎてしまったかもしれない。私自身が親から自立する時期なのかもしれない」

母親は、別の医師の親ガイダンスで「I子さんの言い分をきちんと聞いたうえで、受け入れるべきか、そうではないかを、きちんと考えること。娘の暴力を恐れて、言いなりにならないこと」などを助言されていました。

親子関係についても、「子どもは、同性の親とは競争をするものであり、同性の親をどこかで越えるか、もしくは同じくらい自分には価値があると思えるようにならない限りは自分に満足できないこと。また、自分が不安やみじめな気持ちを抱くと、親に対して批判的・攻撃的になるけれど、親は批判を受けたとしても、妥当な部分は認め、妥当でない部分には同意しないこと。何かを言われても、冷静に対応し、けんかは避けること」などの助言を受け、I子さんに対して落ち着いて対応できるように変化していました。

その後、母親が来院し、「経済的には何とかなるので、自分の実家を出て、I子と息子と3人で暮らしてみようと思う。きちんとI子に向き合っていきたい」と強い決意を話してくれました。

祖父母の助けがなくなり、大きく負担が増えることになります。それについて尋ねると、「I子や弟にも協力してもらう。いよいよ、必要となったら祖父母にも手伝ってもらう」とのことでした。

言葉どおり、間もなく家族は3人暮らしを始めました。新たな生活を始めるにあたっての母親の決意は、きちんとI子さんにも伝わっています。粗暴な行動の背景に隠れていた自分の気持ちにI子さんが気付き、母親のほうは自分自身を顧みてまっすぐに向き合うことを決意したのです。

「発達障害？」と自己判断する前に

Ｉ子さんは、小学生にしては自分自身を深く顧みるタイプの女の子でした。彼女を「発達障害」と診断する根拠はなかったので、それを本人、そして母親を通じて祖父母にも伝えました。

３人での生活が始まると、Ｉ子さんの問題行動は少しずつなくなっていきました。それに伴って、母親の体調も改善していきました。

やがて、中学に進学したＩ子さんは、バドミントン部に入り中学生活を楽しんでいます。母親に対しては、相変わらず「うるせえ」などと乱暴な言葉遣いも出るようですが、今どきの女の子なら容認できる範囲だと思います。

テレビや新聞、雑誌やネットなどから、毎日のように「発達障害」という言葉が目に入ってきます。その影響で、わが子が、自分の価値観を大きくはずれたり、簡単には理解できない行動を取ったりすると、「この子は発達障害ではないか」と心配になり、医療機関を受診する方がたくさんいます。

発達障害は生まれつき脳の一部に何らかの機能障害があることで発症すると言われて

います。しかし、置かれた環境や、心の中に隠れている不安や葛藤から、発達障害のような症状が起こる場合もあります。そのような場合には環境の調整や不安や葛藤を解決することで、症状がおさまっていく可能性があります。

やはり私たち専門医は、本人や家族から十分に話を聞いて、子どもを取り巻く環境や子どもの本当の気持ちについて理解していくことが大切だと考えます。

第10章
「落ち着きがない。忘れ物が多い」
父親を「君づけ」で呼ぶ小6男子

……注意欠如・多動性障害(ADHD)?

注意欠如・多動性障害(ADHD)とは不注意、多動性、衝動性の3つを主症状とします。行動の制御に関連する神経生物学的な障害ともいわれていますが、まだ原因ははっきりしていません。

不注意とは「勉強に集中できない」「忘れ物が多く、頻繁に物をなくす」「宿題の提出を忘れる」「提出期限に間に合わない」などです。多動性は「落ち着きがない」「じっと座っていられない」、衝動性とは「自分の順番が待てない」「黙っていることができずしゃべり出す」「ほかの人の邪魔をする」などの行動を指します。ＡＤＨＤと診断するには、これらの症状が家庭や学校など2つ以上の状況で存在することが必要です。

また、多動性や衝動性の症状は、2～3歳から始まって、幼稚園、小学校低学年頃に顕著となり、思春期、青年期には改善することが多くあります。一方で、不注意の症状は成人になっても残ることがあります。

母親のウソで「もう二度と病院には行かない」

J君は小学6年生です。5年生の頃から、授業中に友達にちょっかいを出して邪魔をしたり、友達の図工の作品を落として壊したり、宿題を忘れたりすることが多くなっていきました。校内ランニングや合唱練習など、自分がやりたくないことがある日は、わざと遅刻したり、サボッたりもするようになりました。

先生に注意されると、口答えをしたり、茶化《ちゃか》して逃げたりしていました。

自分勝手な行動、それに周囲に迷惑をかけても謝らずに威張っていることなどから、クラスの中でも次第に孤立していきました。

ある日、副校長先生に強く叱責されたことをきっかけに、「学校はつまらないから、もう行かない」と家でゲームをしているようになりました。

「忘れ物が多く、落ち着きもない。ＡＤＨＤではないか。専門医を受診するように」と養護教諭から言われ、クリニックに両親が来院しました。

Ｊ君の姿はありません。両親は「本人は、絶対に受診はしない」と断言しました。

それには、こんな背景がありました。

養護の先生から、ＡＤＨＤと指摘されたことにショックを受けた母親は、すぐに母方の祖父に相談しました。そして、祖父が選んだ医療機関にＪ君を連れていったそうです。

このように、母は困ったことがあると、夫ではなく自分の父親を頼りにすることが多かったようですが、問題はそのやり方でした。

母親はＪ君に「自分が病院へ行くので、付き添ってほしい」とウソをついたのです。

それは本人に余計な心配をさせず、速やかに受診させるためという、祖父のアドバイスでした。

ところが、母親の付き添いのつもりで病院に行ったＪ君自身が、「まずＡＤＨＤの検査を受けて、その結果次第で薬を飲むか、カウンセリングを受けるか」と医師から言われました。

Ｊ君が驚き、怒り、病院に対する反発心を覚えたのも無理はないかもしれません。騙《だま》されたことを知り、「もう二度と病院には行かない」と宣言したそうです。

そこで、私は両親から詳しい話を聞いていくことにしました。

自分で注文した料理を「やっぱりおいしくなさそう」と父親に食べさせる

Ｊ君は両親と姉の４人家族で育ちました。以前は、家族で２ＬＤＫのマンションに住んでいましたが、小学４年生になったとき、母親の実家、つまり祖父の家の敷地内に家を建てて、そこに住むようになりました。その地域の名士だった祖父が高齢になったため、一人娘の家族と近くに住むことを望んだためでした。

ちょうど父親の仕事がうまくいっていないタイミングだったため、経済的な理由もそれを後押ししました。

それ以来、J君一家の生活はガラッと変わりました。

父親は、「祖父母が加わったことで、ひとつの大きな家族のようになった」と説明しました。

まず、大きく変わったのは家族の呼び名です。

祖母が「おばあちゃんと呼ばれたくない」と言い出したため、祖母を「お母さん」、母親のことは「ママ」と呼ばされるようになりました。さらに、いつのまにか、祖父を「ボス」と呼ぶようになりました。

また、祖父母がJ君の父親のことを下の名前で「○○君」と呼ぶため、J君も父親を「○○君」とか「○○ピー」と呼ぶようになりました。

J君の母親は仕事が忙しく、家事があまり得意ではありません。もともと几帳面《きちょうめん》できれい好きな父親が掃除や洗濯、料理を黙々とこなしていました。それだけでなく、妻の実家から経済的な援助を受けている負い目からか、祖父宅の買い物や病院への送迎なども率先して行い、雑用を一手に引き受けるようになりました。

もともとJ君の家では、ゲームは一日1時間半までというルールがありました。

ルールを守ってきたJ君でしたが、次第に祖父宅で何時間もゲームをするようになりました。そのうち、祖父宅に泊まり、朝までゲームをしたり、動画を見たりと、エスカレートしていきました。欲しいゲームがあると祖父と一緒に買い物に行き、好きなだけ買ってもらうようになりました。

外食のときには、自分で注文した料理を「やっぱりおいしくなさそうだから、別の物を食べたい」とわがままを言い、それを見た祖父が「もうひとつ別のものを注文してやれ」というため、J君が最初に注文した料理は、代わりに父親が食べるようになりました。

家族の誰も止めない増長ぶり

祖父は絶対的な存在であり、どんなにJ君を甘やかそうと、両親は異論を唱えることができませんでした。そのため、J君はいつも祖父を使って自分のわがままを通すようになり、自分の両親との約束はなんとも思わなくなっていきました。

家の中で一番偉いのは祖父で、二番目は祖父に溺愛されている自分。さらに祖母、母親、父親と順位付けをしていました。

キャッチボールをしていたとき、「そろそろ終わりにしよう」と言った父親に腹を立て、庭のホースで水をかけたこともありました。それでも、気弱な父親が自分の息子を叱責することはありませんでした。父親だけでなく、家族の誰もJ君の増長を止めませんでした。

欲求をすべて満たし、「自分は父親よりも偉い」と考えていたJ君でしたが、一方で「いつかしっぺ返しがくるかもしれない」という恐れや怖さが心の中に生じるようになっていました。

それまで大きな問題もなく勉強や運動に取り組んできたのに、祖父の家の敷地内に引っ越したことをきっかけに、世代間の境界が混乱し、J君の家族の秩序は壊れ始めました。

年齢相応の我慢や努力をせず、幼児的な欲求を通し続けてきたことで、学校でも自分勝手な行動を繰り返し、やがて不登校につながってきたことは理解できました。

不注意や多動性、衝動性とされた症状も、環境の変化の影響が大きいだろうと私は考えました。そこで、今の混乱した家族関係を整理し、J君に対して年齢相応の対応をするための親ガイダンスを提案し、両親もそれを希望しました。

祖父を使って両親との約束を破ること

親ガイダンスでは、祖父への対応が重要なポイントになりました。

J君は「虎の威を借る狐《きつね》」状態であり、祖父の権威を借りて父と母を言いなりにさせて幼児的な欲求を満足させていました。わがままで我慢のきかない、自分勝手な幼児のようになっています。このままでは、年齢相応の努力や我慢を学ぶことができず、友達とも対等な関係が築けなくなるはずです。

そして私は、「祖父を使って両親との約束を破ることは、J君の心の中に満足感とともに恐れや罪悪感も生み出すことになります」と伝えました。ここを解決しないと、将来、J君自身が困難を背負い込むことになることも話しました。

父親は、「祖父として、Jのこともかわいがってくれるし、我々も経済的に世話になっています。だから、今まで文句を言ったことはありませんでした。でも、考えてみれば、Jも両親と祖父とをどう位置づけたらいいのか、混乱していたと思います」と話しました。

母親は、「私が子どもの頃から、父はいつも正しかった。だから、私自身も何でも相談してきました。今では、Jは自分のことを『プチボス』と呼ぶようになって、父親よりも偉そうにしています。一方で、夫は私の父を立ててくれていましたので、この家族は私の父が中心でいいと思ってきましたが、Jにとってそれではいけないことが理解できました」と話し出しました。

食事どきの上席も、父親に譲るように

J君の将来のためには、教育方針について、祖父の考えではなく、両親が決めたルールに合わせて、祖父にも協力してもらう必要があります。私は、その協力を祖父に頼むことを両親に勧めました。すると、父と母は顔を見合わせ「やっぱりそこが問題か」と腑《ふ》に落ちた様子でした。

そして、早速、J君の両親は「クリニックでアドバイスを受けた」と祖父と話し合いをもちました。かねてから不登校になったJ君を心配していた祖父は、その提案をすんなりと受け入れました。J君が「テレビを見るために、ボスのところに泊まりにいきたい」と言っても断ったり、「両親の承諾を得てからにしなさい」と諭したりするようになりました。

私は親ガイダンスで、J君の成長にとっては、祖父ではなく、両親の役割が主体となるべきであることを説明しました。J君についての大切なことは父と母が話し合って決定し、それを本人に伝えるということです。子どもが何かを要望しても、それが妥当なものなのか、それともわがままなのかも、きちんと親が区別するべきと伝えました。

さらに、両親の関係についても話をしました。

自分の夫が家事や自分の親の送迎をしてくれることについて、妻として感謝の気持ちがあるのなら、それを言葉で伝えることを勧めました。母親が父親を大切に思っていることを目の当《ま》たりにすることも、子どもの成長にとっては重要なことなのです。

また、以降は父とJ君が一緒に過ごす時間を増やすように助言しました。

それまでは祖父と出かけることが多かったJ君でしたが、父親と一緒に買い物に行ったり、公園でキャッチボールをしたりすることが増えました。

食事のときの席次も変えたようです。

以前は、J君が祖父の隣で食事をしていましたが、母親の提案でその場所には父親が座るようになりました。

J君の両親は親ガイダンスにも意欲的で、自分たちの行動を変えていく力に富んでいました。自分の思いどおりにならないことに戸惑ったJ君が、祖父の助けを得ようとしたこともありました。当初は、従来のパターンが繰り返されてしまうこともありましたが、両親、それに祖父も自覚していたことで、徐々にそれが減っていきました。

それとともに、J君の自分勝手な行動はおさまっていきました。やがて、保健室登校を経て、約9か月後には再登校するようになりました。

不安に駆られると、親はドクターショッピングに

今回は、両親、それに祖父との関係が一番の焦点になりましたが、忘れてはならない

のは、J君を受診させるために母親がついたウソでした。J君にとって「親にウソをつかれた。騙された」という経験になってしまいました。

子どもは親に「同一化」して成長していきます。「親の振り見て我が振りにする」わけです。親は子どもにウソをつくことが、どんな結果をもたらすかをよく考える必要があります。「どうせ、わからないだろう」と高をくくっても、子どもは案外よく親を観察しているものです。

また、不安に駆られた親が、次から次へと医療機関をめぐる「ドクターショッピング」に、自分の子どもをつきあわせることがあります。

相性の合う専門医を選ぶことは重要です。しかし無理やり子どもを精神科や心療内科に引っ張っていくのではなく、まずは親が「信頼できる」と判断した上で本人を受診させたほうが、子どもの負担は軽くなるかもしれません。

今回のケースのように、周囲から見れば「おかしい」と思うことでも、その渦中にいる当事者が気付かなくなってしまうことはしばしばあります。

子どもの成長や行動などに関して、家庭の中だけでは解決不能だと思うことがある場合には、専門医を受診することをお勧めします。

Ｊ君は忘れ物が多く、日頃の生活に落ち着きがないことから、ＡＤＨＤを疑われて来院しました。しかし、親ガイダンスによって症状は改善しました。彼はＡＤＨＤではありませんでした。

最近ではＡＤＨＤに対する社会の関心が高まって、病名だけが独り歩きをしていると感じることがあります。

「うちの子は全然勉強をしないのでＡＤＨＤじゃないでしょうか」と心配し、子どもを連れて来院する親御さんがときどきいます。Ｊ君と同じように、生まれつきの脳の問題というよりも、子どもが身を置いている環境に対するストレス反応として、ＡＤＨＤのような症状が起きていることもしばしばあるのです。

症状だけではなく、子どもの気持ちや環境についても、心を配り、理解する必要があるのです。

第11章

「なんでこんな家に生まれたのか」

家庭内暴力が止まらない不登校の中3男子

……自閉症スペクトラム障害（ASD）だから？

自閉症スペクトラム障害（ASD）の特徴は、①社会でのコミュニケーションや対人交流の障害、②行動、興味、活動の限定された反復的な様式があります。

①には「ほかの人と興味や感情を共有できない」「場の空気が読めない」「友達を作ることが難しい」「仲間に興味がない」、②には「おもちゃを一列に並べたりなどを繰り返す（常同運動）」「融通がきかず、決まった手順にこだわる」「特定の物事に対して強い興味をもつ」「感覚刺激への鈍感さと過敏さ（痛みに無関心、反対に音や触覚に敏感であ

る）」などが挙げられます。

これらの症状が、幼い頃から認められる場合に、ＡＳＤと診断されます。

小さい頃から、なんとなくその傾向はあったものの、何らかのきっかけで、大きくなってから症状がはっきりしてくることも、もちろんないわけではありません。医師がＡＳＤと診断するには、本人の訴えや家族からの情報、心理検査などを総合的に判断します。

学校では無気力、家庭では暴言と暴力を

中学3年生のK君に変化が起こったのは中学2年の3学期のことです。遅刻が増え、宿題も提出しないで、テストも白紙。先生に注意されても無視するようになりました。

母親がスクールカウンセラーに相談したところ、「K君の気持ちに寄り添うことが大切。言い分を聞いてあげてください。満足すれば治まるはず」と言われました。

しばらくは、その助言に従っていましたが、まったく効果はなく、むしろ問題行動がエスカレートしていきました。母親に対しては、「～を買ってこい」「そこに座るな」

「俺の言うことを聞け」などと暴言を吐き続け、自分の要求が通らないと、蹴ったり、物を投げたりの暴力行為にまで及ぶようになりました。

とうとう、警察沙汰になってしまったのは、しばらく後のことでした。

ある日、母親が買い物に行こうとしたときのことです。玄関までK君が、「ゲームの課金をするから、クレジットカードを貸せ」と高圧的に迫りました。

たまりかねた母親が「いい加減にしなさい！」と強い口調で言うと、K君はキレました。

「取り消せ！　謝れ！」と、ポットや炊飯器やパソコンを投げつけてきました。

謝らない母親に激高したK君は、興奮し、ガラス窓を粉々に割り、ドアを蹴破りました。恐怖を感じた母親はK君の隙をみて、ついに警察に連絡しました。

警察官がやってきたときには、K君は落ち着きを取り戻していました。しかし、母親はK君が投げたパソコンの角が当たり、ろっ骨を骨折してしまいました。

しかし、暴力行為とはいえ、親子間のトラブルです。警察官はK君を医療機関に連れていくことを両親に勧めました。

知的能力は高いものの……

そこで、ある医療機関にK君を連れていったところ、「自閉症スペクトラム障害」と診断されました。

K君は通院と服薬を勧められましたが、それらを拒否しました。両親は自分たちがこれから先、何をしたらいいのか、まったくわからなくなってしまいました。

父親と母親が2人で、クリニックにやってきたのは、K君が夏休みに入る直前のことでした。以前に受診した医療機関からの紹介状には、K君が受けた心理テストの結果が添えられていました。全体の知的能力は高いものの、得意な分野と不得意な分野の能力にばらつきがあることが記されていました。

診察室に入ってくるなり、すぐに両親のぎくしゃくした関係が伝わってきました。私が椅子を勧めると、2人は離れて座りました。母親は不機嫌、というよりも怒っている様子で、父親はそんな妻に辟易《へきえき》している様子が見て取れました。

まず、私は両親の話を詳しく聞くことにしました。

最初は、これまでのK君の経緯を話していたのですが、母親はいきなり夫への不満を爆発させました。

「子どもが病気で高熱を出しているときも、自分の飲み会を優先して、遅くまで帰ってきてくれなかった」

「私が病気で具合が悪いときも、一切子育てを手伝ってくれなかった」

「そればかりか、土日も仕事のふりをして、会社の女性と出かけているのを携帯のメールを見て知ってしまった」

そして一呼吸置くと、こう続けました。

「浮気のことは気が付いていたけれど、Kへの悪影響を考え、ずっと黙って我慢してきた。それに、いくら夫に不満をぶつけても、話も聞いてくれないから時間のムダ。とっくに夫婦関係は破綻している」

そこで、私が父親に発言を促すと、うんざりした様子で口を開きました。

「昔のことは覚えていない」「夫婦とはいえ、勝手に携帯を見る行為が信じられない」

「『脱いだ靴下を洗濯機に入れろ』とか『使ったコップは片付けろ』とか、いちいち細かいし、しつこい。こっちも仕事で疲れて帰ってきているのに。ガミガミした言い方にも腹が立つ」

「面倒だから、極力コミュニケーションはとらないようにしてきた。帰宅しても無言で通している」

家庭内での夫婦の様子が、はっきり見えてきました。

日記に「なんで自分はこんな家に生まれたのか」

そんな環境で育ったK君ですが、ある時期までは、大きな問題もなく普通に登校をしていました。それが小学5年生ぐらいになると、仲の良かった友達ともあまり遊ばなくなり、一人でいることが多くなりました。そして「なんで自分はこんな家に生まれたのか。両親が仲の良い友達を見るとつらくなるから一人でいるほうがまし」と複雑な心境を日記に書くようになりました。

以前にK君がかかった医療機関では、K君の暴言・暴力は発達障害による、理解力の問題が大きく影響していると言われていました。しかし、両親の様子から、私は、単なる先天的な要因だけではなく、家庭での深刻な父と母の関係がK君の健康な精神発達に影響を及ぼしている可能性を考えました。

母親は、「子どもの前では、長い間、けんか以外に夫婦の会話はしていない」と言います。とはいえ、父親は「Kのために、できることはすべてやりたいと考えている」ときっぱり言い切りました。

K君がより良く変化していくためには、まずは両親がお互いに対する悪い感情を乗り越えて、夫婦としては難しくても、親として協力していくことがきわめて重要です。私は「息子さんのために、自分が変えられることをそれぞれ考えてほしい」と伝えて、この日の診察を終えました。

必要なのは迎合ではなく、年齢相応の対応

それ以降、両親とも努力を始めたようです。

次の診察では、母親は「おはよう」「お帰り」など、日常的なあいさつはきちんとするようにしていることを話しました。さらに、自分の夫に対して、あまり文句をつけな

いようにもしているそうです。

父親も「洗濯物や使った食器のことなどで、妻に文句を言わせないように気をつけている。それに、週に一度は3人で一緒に食事をすることにした」などと、家庭内の空気が変わってきていることを報告してくれました。

子どものためとはいえ、行動をすぐに変えることはなかなか難しいことです。私は両親の態度の変化を見て、K君の改善を確信しました。

それまで、この家庭は完全にK君の支配下にありました。わがままを言うだけでなく、「料理がまずい。作り直せ」などと母親に高圧的に振舞うことが日常的でした。

また、それまでのK君は、自室があるにもかかわらず、リビングルームにも自分の荷物を置いて占拠し、ゲームをしたり、そのままそこで眠ってしまったりすることもありました。両親は、テレビを見たり、くつろいだりすることができませんでした。

K君との衝突を避けるために、あえて何も言わないようにしてきたそうです。しかし、子どもの幼児的な欲求を満足させるばかりでは、解決になりません。この両親に必要なのは、K君に対して、年齢相応の対応をすることなのです。

わがままを爆発させたK君が暴れたとしても、それに決して迎合しないこと。今までのように、腫れ物に触るような対応を続けても、K君の改善にはつながらない。たとえK君が納得しなくても、「リビングルームは家族が過ごす場所であり、自分の荷物は自室に片づける」「自分の部屋で寝る」と両親の考えをしっかり伝えるように助言しました。

両親はそれを行動に移しました。

母親の愛情独占のために、邪魔な父親を排除したい

次は両親とK君の3人の関係です。K君は父親からちょっとした指摘を受けただけで、母親に不満を言い付けます。それに対して、母親が少しでも父親寄りのことを言うと、「お前はあいつの肩を持つのか！」と暴れ出すことも一度や二度ではありませんでした。

一見、理不尽なK君の行動は、「エディプス葛藤」という概念で理解することができます。簡単に言えば、母親の愛情を独占するために邪魔な父親を排除してしまいたいと

いう願望ですが、K君がこの願望を手放さない限り、発達課題である親離れには向かわないわけです。ですからK君がこの願望を手放す方向で親は対応することが必要で、「K君のエディプス願望を満たす『父親の排除』には、両親ともに乗らないことが大切」と助言しました。

さらに母親からは、夫婦の寝室についての意見を求められたため、「両親が同室で寝たほうが、K君が夫婦仲の心配をしなくて済むでしょう」と伝えると、両親はリフォームを行い、同じ寝室で寝るようになりました。

しばらくすると、K君の態度が変わっていきました。

両親が自分に対して毅然と対応するようになったこと、それに以前とは家族の関係が変化したことを感じたのだと思います。母親に対する無理な要求、高圧的な態度は減り、思いどおりにならなくても、暴れたりすることはなくなりました。

修学旅行には自分で起きて、荷物も詰めてちゃんと出かけていきました。明らかに良い兆候です。

相変わらず、リビングルームでゲームをしてはいますが、ニュースの時間には両親にテレビを譲るようにもなりました。

勉強に口出しする両親には、毅然と「自分のペースでやるから」と

さて、中学3年の夏休みが過ぎ、高校進学の問題が迫ってきました。K君の学校は中高一貫教育です。とはいえ、内部進学には、成績や学校での生活態度などで一定の水準が求められます。

両親に対する行動は改善の兆しは見えてきたものの、相変わらず勉強はまったくしないで、両親がいくら言ってもゲームばかりやっている日常は変わりませんでした。引き続き、学校での授業態度もかなり悪い様子です。

内部進学は難しいと考えた父親は、「ここなら合格できそうだから、Q高校のオープンキャンパスに行きなさい」と伝えましたがK君からの返事はありませんでした。

結果的に、K君はQ高校のオープンキャンパスには行きませんでした。それに落胆した両親は、またお互いの責任を指摘し合うようになりました。

その後、担任からは「今の成績や態度では内部進学が難しいこと」が本人に伝えられましたが、それに対して、K君は意外なほど冷静な反応を示しました。「自分には、行きたい大学がある。そのためには親の勧めたQ高校よりも、内部進学をしたほうがいいことがわかった」

自分で大学やQ高校についての情報を集めていたことがわかりました。

K君の希望で両親が家庭教師をつけると、家庭教師が来ている時間は、K君は熱心に勉強し、夜遅くまでゲームをすることもなくなりました。

両親が勉強に口出ししようとすると、「自分のペースでやるから、放っておいてくれ」と毅然と言いました。言うまでもなく、K君は学校からのすべての条件をクリアし、希望どおりに内部進学を果たしました。

高校生になると、学校には遅刻せずに通い、家での暴言暴力はまったくなくなりました。友達とは、映画やカラオケに行ったりしているそうです。バレンタインデーには女の子にチョコレートをもらったり、ホワイトデーにお返しをしたりと、普通の高校生の生活を楽しんでいるようです。

「発達障害」と診断された子どもに問題行動が現れると、「解決は困難である」と判断されてしまうことがしばしばあります。しかし、「低年齢から発現している脳の問題」ではなく、思春期特有の発達課題が上手《うま》く乗り越えられずにさまざまな症状が現れている場合もあります。家庭の不和などの家庭環境の問題が、思春期の発達課題を乗り越えるための障害となる場合は少なくありません。そのような場合には両親や本人から十分に話を聞くことが必要となります。その上で本人が発達方向に前進できるように、障害をとりのぞく方向で親ガイダンスを行うことで、解決できる可能性があります。

１９８０年以降、日本では、臨床場面で思春期の精神疾患についても、アメリカの「精神疾患の分類と診断の手引（ＤＳＭ）」が使われるようになりました。これらの診断用語は、カルテへの記載、論文や学会報告など、医師ら専門家の間における共通語です。しかし、診断や分類が目的ですので、思春期の精神疾患の治療計画にはそれほど役に立ちません。発達途上の子どもの治療の場合、一人ひとりに対して、個別の発達的評価の視点を持たないと、本来の発達方向へと子どもを押し進める治療ができなくなるからです。

さらに、思春期の患者さんの場合、診断基準に合致しないことがしばしばあります。

ですから、受診する際には、症状だけではなく、子どもの気持ちや子どもを取り巻く家庭や学校の環境などについても、きちんと主治医に診察で伝えていくことが大切です。

第12章

「先生はわかってくれない……」

いくら注意されても反省せず、人のせいにして暴力をふるう小6男子

……反抗挑戦性障害?

子どもが親や教師に反抗する――。これは時代や国を問わず、普遍的なテーマです。それまで親を見て育ってきた子どもが、新しい「社会」に出会うことで、「親とは違う自分」を作り上げていく過程なのです。そんな段階に直面し、不安を感じた親が、子どもの考えを尊重せずに、自分の価値観で一方的に縛り付けたり、過干渉になったりすることで、子どもの反抗が激しくなることがあります。

ただし、度を越して怒りっぽかったり、口論が好きで挑発的な行動をとったり、意地

悪で執念深かったりなどの症状が半年以上続く場合には、「反抗挑戦性障害」と診断されます。

「次は先生にカッターを投げつけてやる！」

小学6年生のL君は3人兄弟の末っ子です。父親の仕事の都合で関東近郊へと引っ越してきました。ところが転校後に間もなく、同級生を叩いたと、母親が学校から呼び出されました。

そのときのことを、「友達を作ろうと努力したLに周囲が冷たかった。挑発されて手を出しただけなのに、あの子だけが担任から叱責された」と不満を持っていました。

母親はそう考えていたものの、実際にはその後もL君の乱暴な行動はおさまりませんでした。2学期になると同級生の男の子のおなかを蹴って、その子は検査入院となってしまいました。また、好きな女の子を追いかけ回してほっぺたを触ろうとしたり、後ろからその子の髪の毛を強く引っ張って転ばせてしまったりすることがありました。

再び学校から呼び出された母親は、「いくら注意しても反省がない。いつも言い訳をしたり、人のせいにしたりする。ほかの生徒が安心して学校に通えない」と伝えられました。

L君は「クラスで悪いことが起こると全部僕のせいにされる。ちょっとぶつかっただけで皆がやり返してくる。先生はいつも皆の味方をする」と訴えているそうです。

そこで真偽を確かめようと、しばらくの間、母親が付き添って登校してみました。

L君に乱暴な行動はみられません。安心したことで付き添いをやめたら、2週間後にまた学校に呼び出されました。

今度は、学校の花壇で苗を蹴散らしたことが問題になっているとのこと。

本人は、「同級生につかみかかられて、花壇に倒れてしまっただけ。わざとじゃない」と訴えていました。学校側はL君の言い分はまったく聞き入れません。母親は「この学校では理解してもらえない」と考え、転校を申し出ることにしました。

ところが、今度はL君が「僕は転校なんかしない。先生には徹底的にやり返す。今度、何か言われたらカッターを投げつけてやる！」と言い出しました。

「反抗挑戦性障害の可能性があるから、専門医を受診したほうがいい」と養護教員に勧められたことで、母親は納得してはいなかったものの、クリニックに来院しました。

息子を高圧的に罵倒する父親の存在

話を聞いている最中、母親は、学校の対応がいかに不公平かについて、私が口をはさむ間もない勢いで話し続けます。

しかし、実際には乱暴されて入院した同級生もいるし、L君は担任に対して「注意をされたらカッターを投げてやる」などと危険なことを言っているのです。

母親は、息子の問題を直視せずに、教師の言うことも疑って、「学校が事実をねじ曲げてLを見ている」としか考えられないようでした。

話を聞く限り、L君の行動の背景に、母親の問題もあることは明らかでした。

2回目の相談では、父親について尋ねてみました。

以前から3人の息子たちに対して、非常に強い言葉での罵倒を繰り返してきたというのです。

ところが、長男が中学生になり、力も強くなったことで、罵倒する父親に対して、野球のバットを持って立ち向かったことがあったそうです。それ以来、長男への罵倒は途絶え、そのうちに、体が大きくなってきた次男に対しても、高圧的な態度は示さなくなったようです。その分、L君に対して、罵倒の言葉が集中していたようでした。

父親は母親がL君を妊娠している間に浮気をしていたそうです。それについては、過ちを認めて謝罪もしたそうですが、母親はいまだに許していません。夫婦げんかも、いまだにしょっちゅうのようです。

母親は「夫は自分に甘く、他人に厳しいタイプ。本当に嫌になる」と嫌悪感をあらわにしました。

「ママはもっとましな男と結婚すれば良かったのに」

過去に浮気の経験があり、自分の子どもたちを平気で罵倒してきた父親と、息子の問題行動がまったく見えていない母親——。L君の両親の間には、簡単には埋められない深い溝がありました。

3人の息子は母親の肩を持ち、「ママはもっとましな男と結婚すれば良かったのに」とまで言います。特にL君は「僕がずっとママといるから大丈夫だよ」と、常に母親を慰める立場だったそうです。

かつては夫婦げんかをしても母親が我慢をするばかりでしたが、息子たちが3人とも自分の味方についてくれるようになると、夫に対しても強気に出るようになり、「あなたが出て行きなさい」ときっぱりと言うようになりました。

そんなとき、夫は勢いで家を出ていきますが、しばらくすると「悪かった。お前の言うとおりにする」と帰ってくるというのです。

そんなことの繰り返し。夫婦げんかは絶え間なく繰り返されてきました。

L君の問題行動についても、2人の見解は正反対です。一方的にL君の肩を持つ母親に対して、父親は乱暴な行動をとがめることが多いようです。

とはいえ、父親が強い口調でL君を叱っても、「今さらLのことで口出ししないでほしい」と母親が言い返し、夫婦仲はさらに悪化していきました。母親は、3人の息子を自分の味方につけ、過去の恨みを晴らしているようにも見えます。

L君はL君で、そんな両親の状況を気に病む部分もあり、「僕のことで争いをしないで」と2人に言うことがあったそうです。

同性の親を排除したいという願望

ここまでの経緯を聞いただけで、L君の問題行動の背景には、両親の夫婦関係の崩壊が影響していることが推測されました。

L君が生まれてからは、夫婦は寝室を別々にし、母親は3人の息子と同室で寝ていたそうです。長男、次男も小さい頃には母親と一緒の布団で寝て、弟が誕生するとその場所を譲ってきました。しかし、末っ子のL君は、12歳になっても母親と同じ布団で寝ていました。

子どもは幼児期に、男の子なら「ママと結婚したい」、女の子は「私のパパは王子様」と異性の親に恋心を抱きます。しかし、母親が好きだから、父親が邪魔だなどという同性の親への排除願望は、子ども自身の生活にとっても危険を伴うことになります。だからこそ、父親の男らしさや価値観などを自分の内部に取り入れて、「パパみたいな男になる」と成長していくわけです。

ところが両親の夫婦仲が悪いと状況は変わります。

自分の父親が、母親に愛されていないと感じると、息子はいつまでも母親への恋心をあきらめられなくなります。自分を溺愛する母親の言動も、そんな気持ちに拍車をかけ、「ママに一番愛される男になろう」と考え続けてしまうようになります。

こうなると、父親からの規範を取り入れることは難しくなります。

L君の場合は、母親との蜜月が長く続いたことで、「僕がママを幸せにしている」「父親にも兄たちにも勝っている」との万能的な自信を持つようになっていました。「乱暴はやめなさい」と母親から言われても、「結局、ママは許してくれるはずだ」と自分勝手に確信して、注意を真に受けなくなっていたのです。ここは、L君の治療で重要なテーマになりました。

すでにL君は同級生の女の子に興味を抱き始めています。そんな年齢になっても母親とひとつの布団で寝続けていることは、性的な刺激になります。思春期を目前にした子どもの体内では「性ホルモン」が増え始め、大人と似た欲動が生まれてきます。性的な刺激を受けると、それを発散するチャンネルを獲得していないため、暴力の形で発散する可能性もあるのです。

母親は息子と距離を置く決意を

自分の兄弟たちも母親から愛されていることはわかっていても、「ずっと一緒に寝ているのは僕だ」とL君は考えます。男の子の場合、母親に誉められたり、認められたりする経験が自己評価を安定させ、自尊心を高め、それが自信になります。

自信を持つことのすべてが悪いわけではありません。ただし、自分に対して過剰な自信を持ってしまうと、いくら母親が注意しても、子どもには響かなくなってしまうのです。

私が診察中にそれを伝えると、母親は「Lが学校で問題を起こして先生に呼び出されると、私は落ち込むし、心配になって小言を言おうとします。ところが、『大丈夫だよ、ママ。そんなに落ち込まなくていいよ。僕が一緒に一生寝てあげるよ』と、逆に慰められてしまうんです。そう言われると、小言を言う気もなくなってしまうというか……」

と困惑の表情になりました。L君に強く言ってこなかった母親の内面が明らかになってきました。

私は「L君は何をやっても母親が許してくれると思っているし、そこが修正されなければ、また同じ問題が起きる可能性がある」と説明し、環境を変えるだけになる「転校の決断」は慎重にすべきと伝えました。

母親は、私の言うことを頭では理解するものの、なかなか末っ子のL君から距離を置く決意にまでは至りません。しかし、乱暴な行動がおさまらないと、L君の将来に大きな不安を残すことも理解はしていました。

ようやく、母親は大きな妥協と決断をしました。

もう夫婦としては手をつなぐことはない代わり、親としては協力していくということです。

母親は父親に「協力してほしい」と伝え、次回から親ガイダンスが始まりました。

両親の協調で、自分を見直せるように

まず私から、「母と子どもとは寝室を別にして、性的に刺激をしないように」と伝えました。

さらに、本人の暴力を母親が容認しそうになったら、父親が「どんな理由があっても、乱暴はいけない」と伝えること、何よりも2人で一緒に問題に取り組むようにアドバイスしました。

母親は「もう中学生なので別々に寝ることにする」と伝え、L君は一人で寝るようになりました。L君の理不尽な乱暴に対しても、少しずつではありますが、両親そろっての対処を始めました。

父親が「暴力はいけない」と言ったとき、L君は「お前だって俺たちを罵倒してきたじゃないか」と「過去の父親の言葉の暴力」を主張しましたが、初めて父親の側に立った母親が「それは昔のこと。今のお父さんはそんなことをしていない」とL君に伝えました。

また、L君が「友達が僕をイライラさせるようなことを言った」と、怒りにまかせて自分のスマートフォンを壁に投げつけて壊したことがありました。以前ならすぐに母親が新しいものを買い与えてきました。でも、このとき以降は、同じことがあっても、両親がそろって「自分の行動に責任を持つように」と伝えて、新しいスマートフォンを与えませんでした。

多くの家庭では当たり前のことばかりですが、実際にL君の両親が私のアドバイスどおりに行動できるようになるまで半年以上もかかっています。

両親の態度が変化していったのを感じ、最初は反発したL君でしたが、徐々に変化がみられるようになりました。自分のことを「俺様」と呼び、母親を顎で使うこともあったのですが、自分の態度に対して父親が介入するようになり、母親も同調してそれに向き合うようになったことで、それまでのやり方が通用しなくなったことを理解していったようです。

以後は、母親を振り回すような行動が減っていきました。

「何をしても母親は思いどおりになる」という思い込みを修正し始め、母親は自分のものではないことを認識し出したのです。

学校や家庭内でのL君の乱暴な行動は徐々になくなっていきました。

反抗挑戦性障害

健康な精神発達において、子どもが大人に反抗的な行動をとることはごく普通のことです。特に、親離れが始まる思春期には、それまでとは異なる自分自身を作り上げていく過程で、親や教師らに対して反発することもあります。反抗挑戦性障害は、大人への反抗的、挑戦的、拒絶的な問題行動が同年代の子どもよりも激しく頻繁に起こり、日常生活に著しい影響を及ぼす場合に診断されます。

最近ではＡＤＨＤの子どもの多くが、幼少時期からの自己評価の低さや自尊心の傷つきが影響し反抗挑戦性障害を呈すると言われています。その場合には両親が本人の不注意や多動を叱責するだけのコミュニケーションを改め、本人の特性を理解し、本人の自己評価を高め、自尊心を育むように接することが必要になるでしょう。

その一方、家庭の問題、また周囲の環境からのストレスによって、同年代の子どもの反抗のレベルを超えた激しい問題行動が現れる場合もあります。その場合には反抗挑戦性障害、もしくは適応障害、病名ではありませんが、家庭内暴力などと診断されることもあるかもしれません。

L君のように、親子関係の改善が治療の鍵となる場合もあります。いずれにしても症状の背景には子どものどんな気持ちがあるのか、子どもが問題行動を起こすときはいつもどんなときなのか、その行動を引き起こしているどんな刺激があるのか、についても注意深く見ていく必要があるでしょう。

【第三部】

第二次性徴を伴う発達の特徴を理解しましょう

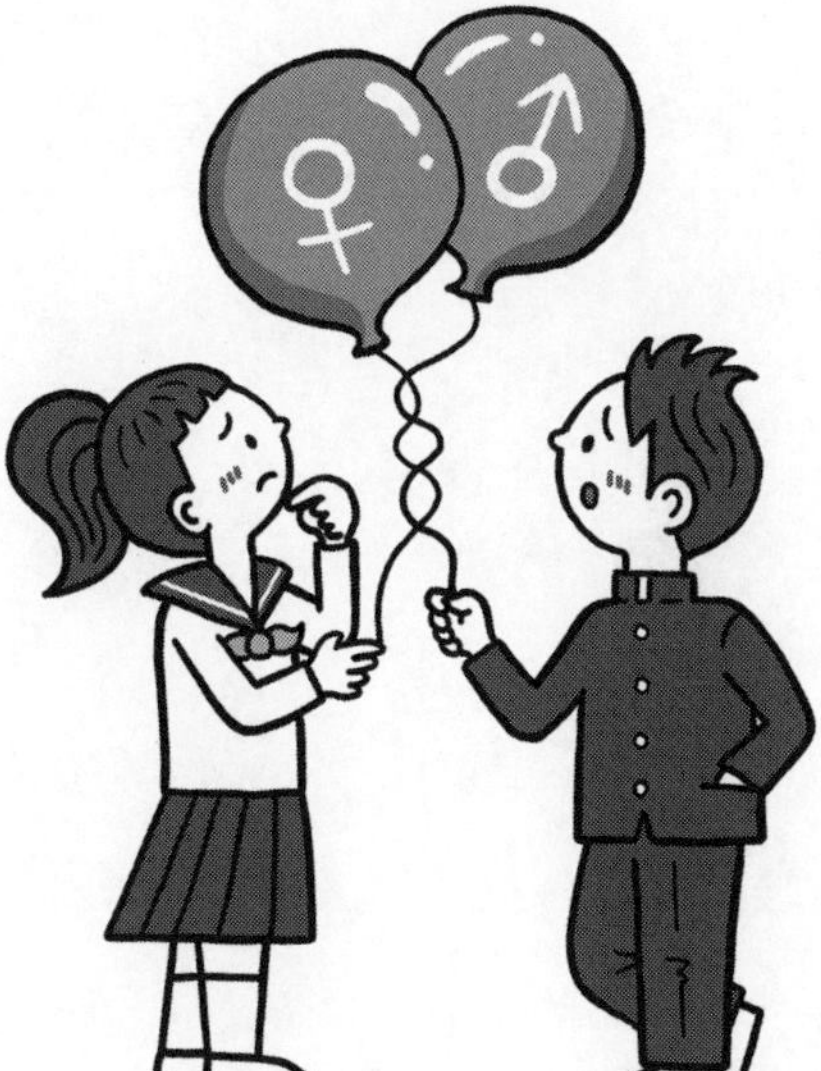

第13章
「以前の息子に戻したいんです」
真面目で従順だった小学生が、一転。反抗する中2男子
……親離れ、子離れ問題

子どもが思春期を迎えると、小学校の頃とはすっかり変わってしまったその変貌ぶりに戸惑う親御さんも少なくありません。第三部では健康な男の子、女の子に思春期の発達課題がどのように現れるのか、その一例をご紹介したいと思います。

医師は「ガラスの箱で育てるしか……」

M君は中学2年生の男の子です。

小学校入学前は体が小さく、熱を出したり、おなかをこわしたり、風邪をひいたりすることもしょっちゅうでした。母親が細心の健康管理を行いながら、大切に、大切に育てられていました。毎日、息子が喜んで食べるメニューを一生懸命に考え、食材にも工夫をこらしました。身に着けるものも、肌に良い布地のものを探し、就寝時のマットレスや布団にも徹底的にこだわって、しっかりと熟睡できるように心がけてきました。

少しでも体調で気になることがあったり、顔色が冴《さ》えないと感じたりすると、すぐにかかりつけの小児科に連れて行きました。医師からは「そんなに心配なら、ガラスの箱に入れて育てるしかないね」と笑われるほどでした。

M君の両親の夫婦仲は、決して悪くはありませんでした。

ただし、父親は非常に責任の重い仕事をしており、多忙で家庭にいないことが多かったため、母親一人ですべてのエネルギーをM君の子育てに注ぎ、がんばっていました。

幼稚園に行き渋るようになった理由は

母親がクリニックにやってきたのは、M君が小学校に進学する直前でした。

理由はM君が幼稚園に行くことを渋るようになったこと。毎朝、いくら声をかけてもなかなか起きず、幼稚園の送迎バスに間に合わないため、母親が車で連れて行っているとのことでした。

M君は体が小さいだけでなく、少し気が弱いところもあり、幼稚園で友達から突き飛ばされて転んだり、おもちゃで叩かれたりすることがあったそうです。そんなことがあるたびに、母親は幼稚園の先生に「もっときちんと子どもを見てほしい」と電話で抗議をしたり、ときには談判に直接かけつけたりしました。

ある日、忘れ物を届けに行った母親は、M君が遊んでいたミニカーをN君に奪われて、泣いているところに出くわしました。そのときに、「今、Mが遊んでいるんだから、それを取り上げるのはおかしいよね」と直接N君を叱ったそうです。

子ども同士のやりとりに、母親が介入した――。それは瞬く間に幼稚園の保護者に広まり、園児たちにも、「M君のお母さんは怖い」と感じさせたようでした。

M君はまもなく、幼稚園で仲間に入れてもらえず、孤立するようになりました。登園を渋るようになったのもその頃です。

クリニックでこれまでの経緯を話し終わると、「幼稚園の対応の悪さ」「N君の両親のしつけ」についての不満を勢いよく話し続け、「Mは小さいので、私が守ってあげないといけない」と言い切りました。

私は「小学校に入っても同じようなことがあるかもしれません。そんなときには、お友達に自分で『やめてほしい』と言えるようになるといいですね」と伝えましたが、母親は「話を聞いていただいて、気が済みました。卒園でお友達も代わるので大丈夫です」と言って、少し穏やかな表情になって帰っていきました。

その後、しばらくクリニックを受診することはありませんでした。

中学生になって、性格が変わってしまった?

再び、母親が1人でクリニックにやってきたのは7年後のことでした。

子どもの幼児期に相談に来た親御さんが、思春期に入った頃に再び受診するケースは少なくありません。子どもの変化に戸惑い、どう接したらいいのかについての相談が中心です。子どもの正常な成長過程であるにもかかわらず、その変貌ぶりに驚いてしまい、

「病気になってしまったのではないか」と心配する親御さんもいます。

M君の母親もそのパターンでした。

中学校に入った息子を見て、「すっかり性格が変わってしまった」と心配になり、「以前のMに戻したい」とアドバイスを求めて、クリニックにやってきたのです。

小学生の間、M君は素直で従順な子どもだったそうです。母親の言いつけを守り、早寝早起きで、きちんと宿題も済ませ、勉強も熱心にしていました。友達の間ではやっていたゲームやテレビなどにも、とりたてて興味をもつこともありませんでした。母親に口答えをすることもありませんでした。

礼儀正しく、近所の人にも好かれていました。先生にも気に入られて、学級委員をすることもしばしばでした。母親は「二重丸」しかない息子の成績表をいつも自分のバッグに入れて、親戚や友達に自慢していました。

ところが、中学に入ると、M君は大きく変わりました。

母親に言われても机に向かわず、パソコンで動画を見たり、音楽を聴いたり、気ままに生活することが多くなってしまいました。勉強をするようにと母親が伝えても、うるさそうに自分の部屋の扉を閉めて、籠ってしまうようになったというのです。

母親が何かを伝えに部屋に入ると、「うるさいな！」「放っておいてくれ」と声を荒らげ、決して言うことをきかなくなってしまったそうです。

また母親は、パソコンの履歴を調べたところ性的な内容を含むサイトを見ていることを言いにくそうに付け加えました。

体が性的に成熟に向かうと、親の存在が煩わしくなる

思春期に入り、ひげが生えはじめて、体も大きくなったM君が、相変わらず幼い子どものままでいることを、母親は当然と思っているようでした。

M君が年齢相応に性的な興味をもったり、親離れとともに、自己主張を始めたりしていることを、理解することが難しいようでした。

そんな傾向は、M君の母親に限ったことではありません。

成長して、体が大きくなっても、「いつまでも親の意に沿う素直で従順な子どもであり続けてほしい」と願う親はたくさんいます。大きくなったわが子を、幼い頃と同じよ

うに自分の手元において、あれこれ世話を焼き続けたい、と考える親もしばしばいるわけです。

でも現実は、思春期を迎えた子どもと親の関係は、変化することが自然なことなのです。

「第二次性徴」を迎え、体が性的に成熟に向かうと、それまでは、なんでも親に相談して、助けを求めてきた子どもでも、性的な興味や関心について親との間で共有することはできなくなります。これが親離れの本質になります。

子どもが「意地でも親との関係を断ってやろう」と思うことも

自分の子どもに親離れが始まったとき、親は気付かなければならないことがあります。それは、子どもに対して、「してあげられること」と「できないこと」があるということです。

この段階で、子どもは親とは異なる自分自身の人生をスタートさせようとしているのです。

親がそのことに気付かず、幼児期同様に「親がなんでもしてあげられる」と思いこんでいると、子どもの内面には「蹴っ飛ばしてでも、意地でも親との関係を断ってやろう」との強い反抗心が芽生える可能性があるのです。

さらに、親が自分自身の親から自立せずに、経済的、精神的に依存している場合には、親離れしていく子どもの気持ちが理解できなくなりがちです。

子どもが離れていくことに抵抗し、かえって過干渉になることで、結果的に子どもの激しい反発を繰り返し誘発してしまっている親御さんも少なくありません。

ですから、クリニックで「子どもの反抗がひどい」との訴えに対しては、親子間でどのようなやり取りが繰り返されてきたかを思い出してもらう必要があります。

親自身が、自分の親から自立できていない、つまり「親離れできていない親」の場合、自分が子離れしたり、自分の子どもが親離れをしたりするときに、子ども以上に痛みを伴うことも多くなります。

親離れ、そして子離れは、親にも一層の成熟を求められる、難しい課題であると言えます。

思春期に性的な興味を持つことは当然

さて、M君です。

ちょうど大人への発達路線を進み出した時期であり、彼の言動は決して異常なことではなく、むしろ喜ばしいことなのです。というのも、いつまでも幼稚園時代のような親子関係から抜け出せず、なんでも母親に依存する習慣が抜けない子どもも少なくないからです。

その意味では、思春期に入ったM君の行動は、きわめて当然のことと言えます。

M君の母親は、それまで忙しい夫に代わり、一手に子育てを引き受けてきました。

そこで私は、「思春期の子どもに対しては、同性の父親が助けられることがある」と伝えました。そもそも、M君の母親は、自分が女ばかりの姉妹の中で育ったため、M君の性的な興味や体の変化についてよくわからなかったことで、不安になることが多かったようです。

M君の年頃では、性的な興味をもつことはごく自然なことです。まず、それを母親に理解してもらい、性的なことへの心配は父親に任せるように伝えました。つまり、難しい思春期に入ったからこそ、今まで以上に思春期の子どもに対しては両親の協力が必要であることを伝えました。M君の父親も、それを理解してくれたそうです。

継続的に数回来院した母親は、M君の変化を理解できるようになっていきました。息子の自立を尊重し、それに伴って、M君の反発を誘発する行動もなくなっていきました。それまでのように、息子に対し「母親がなんでもやってあげる」という考え方を手放したのです。

思春期を迎えた子どもの変化に驚き、精神的な病気を心配したり、また病気ではないとわかっていても、子どもにどう接していいのか迷ったりする親御さんは少なくありません。また、子どもの変化に落胆して、自分自身を責めたり、子育てを投げ出したくなったりすることも珍しくありません。

しかし、そのような状態のままでは、親子関係はますます悪化してしまいます。親自身が精神的なつらさを抱えこみ、そこから抜け出せなくなった場合には、専門医に相談することをお勧めします。

第14章

「お父さんは、汚い」

父親を嫌がり避ける中1女子

……**思春期の父と娘、母と娘問題**

思春期に入った女の子と父親の関係は、家庭内における永遠の課題なのかもしれません。この本の最後に、普遍的ともいえるこのテーマを取り上げたいと思います。

やさしい父親を「思いやりのない人間」と

O子さんは東京近郊に住む中学1年生です。中学に進学した頃から父親を嫌がり、避けるようになったため、心配した母親がクリニックに来院しました。

母親は「こんなことで相談にきていいのか……」と躊躇しながら、「O子が中学生になってから、父親に対して、突然、ひどい態度を取るようになりました。2人に対して、私はどう対処したらいいかわからないんです」と切り出しました。

実は、小学生までは、O子さんと父親は仲良しでした。父親を極度に避けるようになったのは、中学生になってからです。程度の差こそあれ、思春期の娘がいる家庭では、珍しいことではありません。

たとえば、リビングでテレビを見ているとき、仕事から帰ってきた父親がO子さんの隣に座ろうとすると、あからさまに嫌な顔をして自分の部屋に行ってしまいます。母親と2人で食事をしている最中に、帰宅した父親がテーブルについたとたん、大急ぎで食べ終えて、無言で自分の部屋に入ってしまったりもするそうです。

母親に対して、「あの人（父親）は、人の気持ちがわかっていない。思いやりのない人間」などと、強い口調で父親の非難もしていました。

母親は、家の中で父娘が遭遇しないように配慮したが

素顔の父親は、やさしくて、穏やかな性格です。O子さんが生まれてから、ずっと目に入れても痛くないほどかわいがってきました。そんな自分の娘の突然の豹変《ひょうへん》ぶりに、傷つかないはずがありません。

それでも、O子さんの言動を注意したり、叱ったりすることはしませんでした。むしろ、娘が好きなテレビを見たり、ゆっくり食事ができたりするようにと、自分の書斎にテレビや机を新たにそろえ、なるべくそちらで過ごすように配慮をするようになったそうです。

また母親も、洗面所で2人がばったり出会わないようにと、「今はO子が顔を洗っているから、お父さんはあとにして」など、家の中で2人が遭遇しないように、気を使うようになりました。

そのうち父親にも、娘に避けられているダメージが蓄積していきます。落ち込むことが増え、だんだんと元気がなくなっていきました。

そんな父親の姿は、母親の心にも、重くよどんだ感情となっていきました。

O子さんをめぐって、いつも両親がピリピリとするようになり、家の中が重苦しい雰囲気になってきたのも無理はありません。

母親の怒りに驚いた娘

ある日のことです。

母娘で、テレビのニュース番組を見ていたとき、O子さんから「お母さんは主婦だから、世の中のことがわかっていない」ときつい口調で批判されました。その瞬間、母親の心の中で、日頃の鬱憤が爆発しました。

「いいかげんにしなさい！　あなたのせいで、家の中の雰囲気が悪くなっているのがわからないの？」と叱りつけたそうです。

O子さんは、母親の突然の怒りが予想外だったのでしょう。少し困った顔をして、何も言い返さずに、自分の部屋に入ってしまったそうです。

思春期に入って女性らしくなると、自然と女の子は「父親とはあまり近くなり過ぎずに、一定の距離感を保って接したい」と感じるようになります。

それが、「お父さん臭い」「あっち行って」「洗濯物は別にして」と、きつい言葉となって出てくることがあるのです。もちろん、父親を本当の意味での不潔な存在と考えているわけではなく、思春期の女の子独特の、異性に対する距離の取り方と考えればいいのです。

言い換えれば、どんなにきつい言葉を言われたとしても、父親は「自分は娘に嫌われている」と言葉どおりに受け取って、深く落ち込む必要はないのです。

しかし、現実には娘の鋭い口調に意気消沈したり、反対に「娘の無礼を許さない」と怒って、クリニックに相談にやってきたりする父親もいます。

O子さんの家では、両親の過剰な気遣いが逆効果を呼んでしまったようです。「嫌われているから」との誤解に基づいて、娘を気遣った父親が自室で食事をするようになったり、母親は頼まれてもいないのに、気を利かせたつもりで、家の中で父とO子さんが顔を合わせないように配慮したり。

これらが、逆に事態を複雑化させてしまいます。

最初は、娘の感情に配慮したつもりかもしれません。それが、逆に両親にとって負担となっていったのです。特に母親は、「気遣い疲れ」が蓄積し、次第に小さなことでO子さんと言い合いをすることが増えて、いらいらを募らせるようになっていました。

思春期になると、父親に対する娘の態度が大きく変わることは特別なことではありません。とはいえ、その原因はさまざまです。

O子さんとは別の中学1年生P子さんの場合、はるかに激しく、あからさまな嫌悪の感情を出していました。ある時期から、父親に対して、「汚いから寄らないでよ」「臭いから家の中ではマスクをして！」と命じ、除菌スプレーをかけたりもするようになってしまいました。

よく話を聞いてみると、P子さんの家庭では、父親の日常的な行動に問題がありました。

母親と不仲だった父親は、P子さんに「お父さんと結婚してよ」と言ったり、「再婚するならこういう人だな」と好きなグラビアアイドルの水着の写真集を見せたり。P子さんに、膝枕をせがんでいたりしていたこともあったそうです。

思春期になったP子さんが、父親の性的な部分を目の当たりにしたことで、このような反応を起こしていると考えられました。

クリニックにやってきた父親に対し、そのような行動をやめるように、親ガイダンスで話しました。自分の不適切な行動にようやく気付いた父親は、娘に対する軽薄な行動を慎むようになりました。それにつれて、P子さんの嫌悪行動も、少しずつ減っていったとのことです。

「友達の間で居場所がない」と話す娘

さて、O子さんの話に戻ります。

O子さんには、学校の親しい友達が2人いました。いつも3人一緒の「仲良しグループ」でしたが、O子さん本人は、母親に「その1人から冷たくされている。嫌われているようでつらい。居場所がない感じがする」と相談しました。

しかし、具体的になぜそう感じるのかについて母親が尋ねても、「なんとなく」「自分の居場所がない感じ」などと、漠然とした答えしか返ってきません。O子さんが不登校になってしまったらどうしようかという不安も、母親が来院した理由の一つでした。

　母親の話を聞いて、私はO子さんの家庭での親子関係を巡る気持ちと、友達グループ内での不安は別々の問題ではないと感じました。

「いいかげんにしてほしい。あなたのせいで家の雰囲気が悪くなった」と母親に言われたこと、それに父親にも避けられていると感じたことで、O子さんは家庭の中で自分は嫌われてしまったのではないかという心配をしたのでしょう。それを、無意識のうちに友達に嫌われているとの心配事に置き換えて、母親に話していると理解することができました。

　父親に対して、不合理な態度を取っていることを自覚しているO子さんは、客観的に自分自身を見て、「お母さんに嫌われているのではないか」「むしろ、私がお父さんに避けられているのではないか」などと考え、家庭内で自分が孤立しているとの不安が募っているのではないか、と。

　そんな複雑な感情が、あまり根拠がないのに、「友達から嫌われてしまっている」と感じさせている。これは、家庭内の問題を、友達の問題に置き換えて、母親に話しているのではないかと思ったのです。

女の子にとって、母親は最も身近な大人の女性モデルです。

思春期に入り、女性として成長していく過程で、そんな自分の母親に対する競争心が芽生え、なにかと張り合ってしまうことがあります。

一方、異性としての身近な存在である父親に対しては、心のどこかで女性としての自分自身を認めてほしい、父親に気に入られる女性でありたいという気持ちも生じます。

しかし、母親への競争心が強くなりすぎたり、父親に気に入られ過ぎていると感じる場合には、母親に嫌われたり、母親の愛情を失うのではないかと心配になることがあります。また、父親に認めてもらえない場合には女性としての自分自身に自信が持てず、前に進みにくくなるのです。

両親の気遣いが裏目に出たら

中学生になるまでは、O子さんと父親は非常に良い父娘関係を築いてきました。

娘思いの父親は、思春期に入ったO子さんの言動に理解を示そうと、自分が一歩引くようにしました。本当にやさしいお父さんです。

とはいえ、O子さんにとってはそんな好意的な態度は、かえって負担になり、重く感じられたことは想像できます。中学生は、親に対する自分の言動が理不尽だったり、単なるわがままだったりすることは認識できる年齢です。

「悪いのは自分」なのに、一方的に引いてくれる父親——。自分の言動が生み出している矛盾に直面してしまうのです。

そんな折、自分の理不尽な態度に対して、母親から「いいかげんにしなさい。あなたのせいで……」と一喝されました。自分の言動に問題があることを自覚していたO子さんが、もっとも身近な女性モデルだったお母さんから「嫌われてしまった」と感じれば、別の不安が高まっていくのは当然です。

幸いなことに、友達への不安を訴えたことに対して、母親は、「O子の考えすぎじゃないの？　あまり気にしなくていいと思うよ」と返したそうです。

O子さん自身、友達のことを介して、母親に対する心配だったのであれば、当の母親からの一言は、どれほど心に安らぎを与えてくれたかは、想像に難《かた》くありません。

次の診察には、母親と一緒に父親も来院しました。これから、両親がどう接していけば、思春期のO子さんの成長に望ましいのかについて相談しました。

この両親の良いところは、自分の行動、それがもたらした結果をきちんと振り返り、それを今後に生かそうと考えられることでした。

たとえば、父親は、「娘に対するやさしさの表れ」だったとはいえ、一方的に引いたことが、O子さんにどう影響してしまったかについて、すぐに理解してくれました。

母親のほうも、「家庭内における気遣い」ではあったものの、先走りして、父娘の接触を遮断したことで、結果的に家の中に影を作ってしまったことを認識しました。

子どものために親がすべきことは

結局、両親は、O子さんが思春期という難しい時期にいることは理解していても、それに向き合わずに、回避して乗り越えることが、娘に対する思いやりと考えていたのです。そんな気遣いが、かえってO子さんに余計な不安を与える結果になってしまったわけです。

まずは、両親がO子さんの自然な気持ちを尊重し、当たり前の日常生活を送っていくことを目標にしました。

ただし、あらかじめO子さんに対して、「両親ともに、O子さんに気を使い過ぎずに普通に生活していく。逆にO子さんも気を使う必要はなく、気分が乗らないときには、無理に親に合わせる必要はない」と伝えました。

そして、こうも言いました。

「また、お父さん、お母さんと一緒に食事をしてもいいかなと思ったら、そう伝えてほしい。そんな日が来るといいなと思っている」

O子さんも、はっきりとうなずきました。

母親のように価値のある自分を作ろうと

思春期の親子関係は、それまでとは違って、難しい場面がたくさん出てきます。

こじれてしまった母娘関係をなんとかしようと、クリニックにくる方も少なくありません。

思春期になると、娘は母親と同じかそれ以上に価値のある自分を作ろうと、それに向けて努力を始めます。その流れの中で、母親に反発したり、けんかを仕掛けたりもします。

いわば、それは娘からの挑戦であり、母親にしてみれば、腹立たしかったり、ハラハラしたり、悲しくなったりの連続になる場合もあります。心身ともに、消耗してしまうことだってあると思います。

それでも、場当たり的な母娘のけんかは避けたほうが賢明です。同じ土俵に立ってしまうと、その場限りの感情のぶつけ合いばかりになり、収拾するのが難しくなっていきます。

娘から、面と向かって批判をされたとしても、まず母親はそれについて考えてみる。批判が妥当であれば、ちゃんと認める。そうでなければ、簡単に妥協したり、同意したりせずに自分の意見を伝える。

たやすいことではないかもしれませんが、常に冷静な態度と判断力が必要です。

なかなか解決の糸口が見つからなかったり、感情的なけんかの連鎖から抜け出せなかったりしたら、ぜひ専門医に相談してみてください。

きっと、解決に向けたヒントが見つかるはずです。

【第四部】

思春期の子どもを持つ親が気をつけるポイント

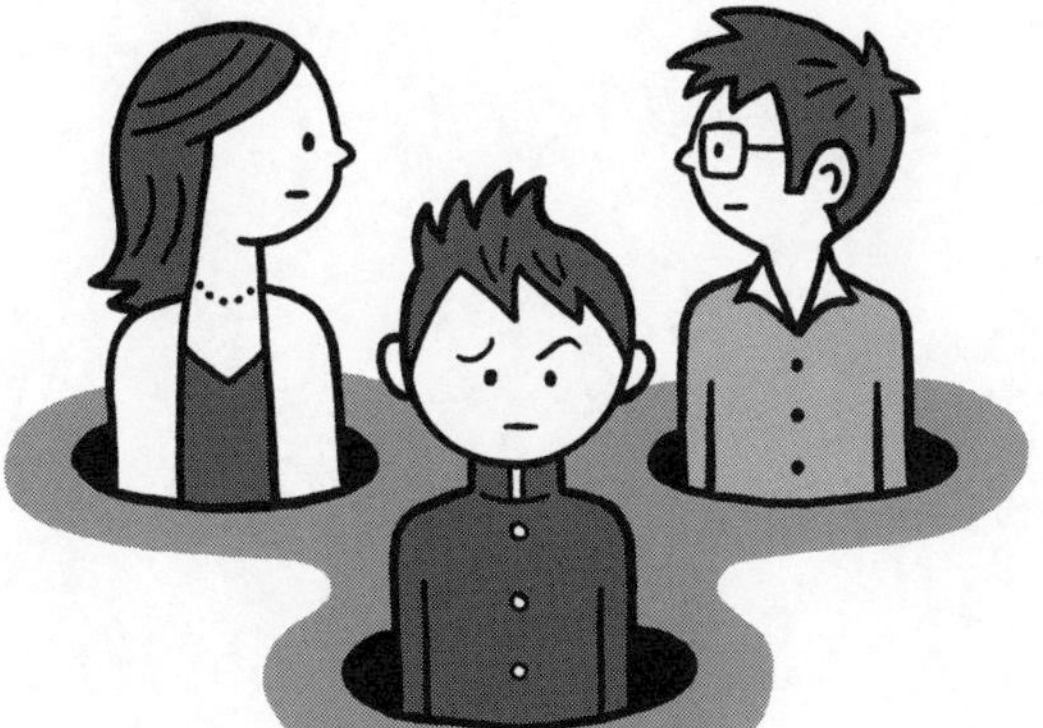

第15章 子どもの発達と家庭環境

思春期の子どもとのかかわりのヒント

ここまで思春期の子どもの発達の難しさについて書いてきました。思春期のお子さんを持つ親御さんに知っておいていただきたいことについて、最後にまとめておきたいと思います。

「話しかけても、返事をしなくなった」「ふさぎこんでしまったようで、部屋に引っ込んでしまった」、そうかと思えば、「かつてのように甘えてきた」……。自分の息子や娘が何を考えているのかわからなくなり、「うつ病になったのかしら」とか「ちょっとおかしくなってしまった」と心配する親御さんは少なくありません。

思春期の子どもと向き合うのは、ときとして大変です。

では、子どもは、どのような発達課題を乗り越えて大人へと成長していくのでしょうか。

親離れ

第二次性徴（女子では初潮、男子では精通）が始まって、身長の伸びが停止するまでの期間、つまり子どもから大人の体へと変化していく時期が思春期にあたります。大雑把に言えば小学校高学年、中学、高校くらいの年代です。（第二次性徴の定義については諸説あります）

この時期、子どもは性的に成熟した身体へと変化し、それに伴って精神的にも大きな変化が生じます。つまり、性的な成熟が思春期における親離れの原動力となります。

それ以前の子どもは、困ったことがあると親に相談してきます。ところが、新たに芽生えてきた性への関心や悩みは親に相談できません。なぜならば、親の側も、子どもに対して自分たちの性をオープンにしてこなかったからです。

そこで、子どもは性への関心や悩みを、同年代の同性の仲間と共有するようになります。それまでは何でも相談してきた親に対して、秘密をもつようになるわけです。子どもの親離れは、こうして始まります。

親に言えない悩みや興味を仲間で共有するようになるので、この時期の仲間同士の関係は、小学生時代よりも結束が強く、親密なものになります。だからこそ、それ以前に比べて、仲間を失うことは孤独で耐えがたいことになるわけです。

また、親離れが始まるこの時期に、非行傾向が始まることがあります。

【親が気をつけるポイント】

1　親離れを尊重する。

- 過干渉をやめる。
- 自分のことは自分で行うように促す（朝の起床、自分の部屋の掃除、学校の用意、宿題の管理など）。

2　プライバシーを尊重する。

・子ども部屋を作り、親と離れて自分の世界をつくることができる空間を与える。
・子どもの部屋に入るときにはノックをする。
・無断で日記を読んだり、携帯電話の中身やパソコンの履歴をチェックしない。心配なことがあれば直接尋ねる。
3　性的に刺激しない。
・親の下着姿や裸を見せない。
・特に異性の親はスキンシップを控える。
4　非行傾向が現れたらそれを止める。
・飲酒、喫煙、危険な異性交遊、暴力行為は、両親で真剣に止める。
・子どもが応じなくても両親の考えをあきらめずに伝える。

価値観の変化

子どもは、幼い頃から両親の「こうしなさい」「それはしてはいけません」という価値観を取り入れて成長します。しかし、親離れが始まり、友達との親密な交流が始まることで、外の家庭の価値観を知るようになります。親から与えられたものに新しい価値観が加わり、それらを取捨選択していくなかで、その子ども固有の価値観ができあがっていきます。

その過程において、「お母さんの考え方は古い」「私はそれを正しいと思わない」など子どもが親を批判する機会が増え、親子間の衝突が増えていくことが多くなります。

また、「性的なことはいけない」というそれまでの価値観のままでは、性的な興味や関心が芽生えてきた自分自身を認めることができず、大きな葛藤を抱くことになってしまいます。ですから性に関する価値観を緩和していくことが大切です。

【親が気をつけるポイント】

1　子離れすることを、常に念頭に置く。

・子どもは親の延長物ではなく、違う考えをもつ人間であることを理解する。

2　感情的な親子げんかを避ける。

・親への批判や攻撃に対して冷静になる。

・子どもと同じ土俵で、激しい感情をそのまま投げ返さない。
・子どもの批判の妥当な部分は認め、そうでないところには同意しない。

3　子どもの性的な関心を認める。

・性的なマンガや動画を見ていることがわかっても、詮索したり、注意をして取り上げたりしない。
・性的な悩みや相談に対しては、同性の親が対応する。

将来像を描いていくこと

幼児期に、子どもたちは「サッカー選手になりたい」「アイドルになりたい」など将来の夢を抱きます。これを自我理想と言います。これらは思春期の友達関係や学校・塾の先生、部活の指導者などとの交流を通して、より現実的で実現可能な将来像へと変化していきます。友人と語り合ったり、比較し合ったりすることで、「自分は何がしたいのか」「自分には何ができるのか」などの考えが生まれます。

ご自分の中学・高校時代を思い出してください。

クラスには、「カッコいいな」「かわいいな」「あの子みたいになりたい」と憧れを向けたり、反対に「あれはどうかと思う」「あいつみたいにはなりたくない」などと批判的な目を向けた同性の友達がいたと思います。これは、その友達を通して自分自身の姿を確認し、自分がこれからどうなりたいか、ということを探っている営みです。「自分はどうありたいのか」について、同性の友達との関係を通して試行錯誤を重ね、「異性の前に出ても大丈夫だ」と思える男子や女子に育っていくわけです。思春期における友達関係は、将来の自分自身を作り上げる重要な要素となっているのです。

思春期が終わりに近づき、大人の身体に近くなるにつれて、成長速度は徐々に遅くなり、やがて成長は止まります。以前は、「背が高くなりたい」など、自分の理想の容姿に夢を描いていた子どもも、成長が止まる時期になると「自分は大体こんな感じかな」と現実の自分を受け入れなければならない時期がやってきます。

それは、抱いていた夢が破れる経験でもあります。いつまでも自分の容姿のことばかりにこだわっているわけにはいきません。いつだって、人間は何らかの希望や夢を支えに生きていきます。容姿にあきらめを感じたら、次は「将来は父親と同じ仕事につこうか」「母親のように、仕事と家事を両立させようか」などと、それまでとは別の夢や希望をもつようになります。

そこで、進学先など進路の方向性が決まっていきます。自分の将来の夢や希望、つまり改訂された自我理想において、「こういう自分でありたい」「こんな大人になりたい」というイメージができ上がっていけばこそ、目標を実現させるために、「日々の努力をする」「受験勉強に励む」「部活をがんばる」など、実現に向けた努力が可能になります。

【親が気をつけるポイント】

1　進路・職業について

- 子どもの夢を尊重して受け止める。その上で親の意見を伝える。
- 最終的には、子どもが自分で考え、決めてよいことを付け加える。
- 親の夢や理想を押し付けない。
- 親自身がたどってきた道、仕事内容、知識などの情報を積極的に伝える。

2　異性関係について

・楽しいこと、危ないことなど親の異性観を伝える。

3　しつけについて

・親離れが始まると、しつけ直しはできないことを知る。
・思春期の子どもはしつけによってではなく、親の生き方を取り入れて成長する（同一化）。
・親は子どもの同一化の対象であることを自覚する。

両親の夫婦関係、親子関係は、思春期の発達に影響する

診療では、思春期外来を訪れる子どもの親が夫婦関係に何かしらの問題を持っているケースを数多く診てきました。そのため治療にあたっては、両親の夫婦関係が子どもの発達に大きな影響を与えるという点を重要視しています。

関係が悪化していたり、断絶したりしている夫婦の場合、どちらかの親が子どもに伴侶の悪口を言ったり、子どもを味方につけて、けんかに巻き込んだりすることは珍しくありません。では、子どもはそれをどう感じるでしょうか。

「うちの子どもも夫／妻のことが嫌いだから、私と同じ気持ちです。何の悪影響もありません」と言う方もいるかもしれませんが本当にそうでしょうか？

「嘘《うそ》のない本当の姿を見せたほうがいいから、夫婦げんかは子どもの前でしたほうがいい」と言う方もいるかもしれませんが本当にそうでしょうか？

また、パートナーとの不仲によって、子どもと必要以上に密着する親は少なくありません。特に異性の子どもに、パートナーの役割を担わせてしまうケースもたくさん見てきました。

「夫はダメな男だけれど、息子は夫よりも全然頼りになる」「妻は料理もしないが、娘はおいしい料理を作ってくれる」と平然と言ったり。また、パートナーと寝室を共にしたくないからと、いつまでも子どもと一緒に寝る習慣を続けたり。

しかし、いずれの場合にも、子どもがそうしたことを本当はどう受け止めているのかまでは、考えていないことがほとんどです。

【親が気をつけるポイント】

1　子どもを夫婦仲の問題に巻き込まない。
・子どもにパートナーの悪口を言わない。
・争いのときに、子どもを味方につけない。
2　パートナーの代わりに子どもと密着しない。
・子どもを夫／妻代わりにしない。
・親子で寝室は別にする。
3　子どもの前で夫婦げんかをしない。
・子どもが夫婦げんかをどう受け止めるかを考える。

なぜ、これらのことに気をつけなければいけないのでしょうか。

1　子どもは父親と母親の2人から生まれたわけです。夫婦は他人同士ですが、子どもは父親と母親のＤＮＡを半分ずつ受け継いでいます。虐待や暴力などの特別な場合を除けば、片方との関係や思い出だけが１００％良くて、もう片方が１００％悪いなどということはありません。従って、片方の親の味方について口裏を合わせたりするのは、本当はつらいことなのです。もう一方の親の良いところも知っているし、好きなところだってある。仮に、子どもが自分の側についていると感じても、パートナーの悪口を言うべきではありません。そのＤＮＡを受け継いでいる子どもは、似た部分を持つ自分もダメ人間だと落ち込んだり、心が痛くなったりします。

また、片方の親とだけ手を結んでいることを自覚すると、もう一方の親に攻撃されないか、見放されないかなど、親にどう思われるかを気にし続けることになります。つまり、親の夫婦げんかに巻き込まれると、それにエネルギーをとられてしまい、疲弊し、学校生活や友達関係など自分の人生のために使う力がなくなってしまいます。

2　思春期には、子どもは親離れ、親は子離れが求められます。しかし、その時期が来ているのに、まだ親子が過剰に密着していれば、双方がそこから逆行してしまうことになります。友達との親しい仲間関係を築き、親とは違う自分自身を作り上げる時期にもかかわらず、親と密着していると、「子ども返り」した状態が続くことになります。特に、異性の親子関係の場合には、「父／母にとって代わって母／父を独占したい」という願望は同時に息子／娘に不安と罪悪感を生じさせます。こうしたインセスト・タブー（近親相姦の禁忌）に触れると、子どもが発達方向に進むことがほぼ不可能になってしまいます。

3　もともと他人だった2人が長く一緒に暮らしていれば、行動や価値観が違って、けんかになることもあります。とはいえ、それは子どものいないところで、上手にすべきです。「大人になってもこんな風になるんだな」「いいことなんかないな」「結婚なんかしないほうがいい」などという考えを植え付けられることにつながってしまうからです。

相手の欠点に悩んだ挙句、子どもの前でそれをあげつらったり、責め続けたりすることはやめましょう。相手に変わることを求めるのではなく、自分が繰り返しているパターンを変える方法を考えましょう。

夫婦げんかには大体いつも同じパターンがあります。たとえば、「脱いだ靴下を出しっぱなし」「いつもリビングが雑然としている」など些細なことから、けんかが繰り返されることがあります。またけんかの種について「お前が○○だからいけないんだ」「あなたが××だからこうなるんでしょう」と相手に責任を押し付けることはしばしばです。そんなとき、相手を責めずに、自分に何ができるかをお互いが考えればいいでしょう。しかし、きっかけはきっかけに過ぎず、背景にはもっと複雑なすれ違いもあるはずで、そんなに簡単なことではないかもしれません。２人で解決の道筋が見えないために、クリニックの親ガイダンスに通い続け、第三者（専門医や心理士）のもとで時間をかけ、解決していく方々もたくさんいます。

【親がすべきこと】

1　大事なことについては合意が得られるまで両親でよく相談する。

• 父と母とで違うメッセージを出さない。子どもはどちらの言うことを聞けば良いのか混乱してしまう。

2　大事なことについては、両親がそろって子どもに伝える。

・両親の言うことが一致していると子どもは安心する。

3　子ども抜きで、夫婦で楽しめる時間を持つ。

・両親が仲良くしていると子どもは安心する。

夫婦関係と親子関係には密接なつながりがあり、夫婦関係の複雑な問題は子どもの発達に影響することが多く見受けられます。そのような場合、子どもの発達が再開するためには、家庭内の子どもの発達を阻害するような要因を改善することが大切です。

あとがき

本書はヨミドクターのコラム「思春期の子どもを持つあなたに」に2018年11月から2020年2月まで連載していたものに、加筆・修正をしたものです。

コラムを開始した当初は、ほそぼそと連載を続けられれば、と思っていましたが、思いのほか多くの方々に毎回読んでいただくことができました。このことは、思春期の子どもの心の理解や思春期の子どもへの接し方についての関心の高さをあらわすとともに、思春期の子どもと向き合う大変さを物語っているのではないかと強く感じました。

思春期は子どもから大人へと成長する難しい時期です。この時期の、すっかり変わってしまった我が子を見て、不安に感じることもあるでしょう。また、マスコミやインターネットに溢れている情報を見て、自分の子どもが病気になってしまったと思い込んで、子どもの将来を悲観したくなる親御さんもいらっしゃるでしょう。

そんなときには是非この本を開いてみてください。本書に書かれている思春期の子育てに必要な知識や、どこにでもいるお子さんたちのケースがきっと参考になると思います。

子どもには大人にはない「発達力」が備わっていることを日々の臨床の場でいつも感じています。「もううちの子はだめかもしれない」と絶望的になっているときでも、子ども自身が、長い人生の中で、人との交流やさまざまな体験を通して、自分自身の発達力をもって問題を解決していける可能性があることを忘れないでほしいと思います。親自身が悲観的になりすぎたり、自分を責めすぎたりすることは決して子どもにとってプラスには働きません。思春期の子育ては親にとっても、なかなか大変な仕事です。

また、私は日頃外来で、子どもさんだけではなく大人の方の診療も行っています。お話を伺っていると、思春期の頃に解決できていない悩みが形を変えて今も続いていることがしばしばあります。ですからこの本が、広く心の悩みを抱えている方々の問題解決の糸口になることを願っています。

連載を読んでくださった方々、この本を手に取ってくださった方々にこの場を借りてお礼を申し上げたいと思います。

連載から書籍化まで、私を温かく励ましてくださった読売新聞社の染谷一氏、中央公論新社の中西恵子氏、そしていつも思春期臨床について新鮮な意見交換のできる初台クリニック院長の中康先生と日本における思春期親ガイダンスの第一人者である、故皆川邦直先生に心から感謝申し上げます。

本書は、医療情報サイト「ヨミドクター」の連載「思春期の子どもを持つあなたに」（２０１８年11月～２０２０年２月）に加筆・修正して書籍化したものです。

構成／染谷　一
イラスト／山田タクヒロ
本文ＤＴＰ／市川真樹子

ラクレとは…la clef=フランス語で「鍵」の意味です。
情報が氾濫するいま、時代を読み解き指針を示す
「知識の鍵」を提供します。

中公新書ラクレ
703

不登校《ふとうこう》、うつ状態《じょうたい》、発達障害《はったつしょうがい》
思春期《ししゅんき》に心《こころ》が折《お》れた時《とき》　親《おや》がすべきこと
コロナ禍《か》でも「できる」解決《かいけつ》のヒント

2020年10月10日発行

著者……関谷秀子《せきやひでこ》

発行者……松田陽三
発行所……中央公論新社
〒100-8152 東京都千代田区大手町 1-7-1
電話……販売 03-5299-1730　編集 03-5299-1870
URL http://www.chuko.co.jp/

本文印刷……三晃印刷
カバー印刷……大熊整美堂
製本……小泉製本

Published by CHUOKORON-SHINSHA, INC.
Printed in Japan　ISBN978-4-12-150703-7　C1236